Título: Mitos y Verdades sobre el Calcio

Subtítulo: ¿Cuál es el importante vínculo que existe entre los elementos Magnesio, Silicio, Potasio y Calcio?

Autor:
Vinicio Revelant

Diagramación e imágenes:
Vinicio Revelant

Edf. Biotecnoquimica. Calle 11, La Urbina. Caracas 1070 Venezuela. 2019 **CARACAS Venezuela**

Copyright © 2023

Primera Edición.

Es preocupante oír al público que asiste a las consultas de control rutinario calificar al médico de no preparado si no les ha prescrito Calcio, sobre todo si es un paciente femenino de más de 50 años.

Hay mucha información en una sola dirección, sin ver el panorama completo. No es conveniente aceptar que la información actual es la única realidad, sin dejar cabida a la posibilidad de que los conocimientos se amplíen y cambien. Por eso me gusta el tema de la Cuántica, que cuestiona hasta la realidad del tiempo y nos descoloca. Espero que con el Calcio y las dudas que se pueden generar en este trabajo, tengamos más cautela sobre lo que sabemos de la química de los seres vivos.

Luego de la sexta edición del Libro de Oligoelementos y sus aplicaciones terapéuticas escrito en conjunto con el médico Internista Dr. Henry Pazos, además de tres trabajos científicos relacionados con las infusiones de Oligoelementos y minerales vía parenteral, luego de varios talleres sobre el uso y aplicaciones parenterales y orales de minerales en Venezuela y Centroamérica, era necesario abordar algunos puntos más directamente, llegar aún público más amplio y ahondar el tema aún controversial de las Transmutaciones Biológicas.

Aquí se trata de aclarar lo que implica la teoría de las transmutaciones y los mecanismos relacionados con elementos transmutables a Calcio.

Espero sus comentarios a mi correo

Gracias a todos los que cooperaron con esta obra para su publicación.

Vinicio Revelant
Caracas, 11/10/2023

Se cree que debe consumirse oralmente cerca de 0,8 gramos de Calcio al día y más si es una madre que está lactando... Pero hay evidencias que poblaciones con consumos muy inferiores, no presentan las patologías asociadas a deficiencia de Calcio.

¿A que puede deberse esto?, *al parecer si la población tiene una alimentación variada y amplia no tienen deficiencia de Calcio.*

En el libro nos adentramos en aspectos de la química para entender los elementos y analizamos la teoría de las Transmutaciones Biológicas, dentro del marco de la Química Integral de la Vida.

Así, podemos descubrir que otros elementos son importantes en la dinámica del ser vivo y no ver sólo un elemento.

El libro se revisan el Magnesio, el Silicio, el Potasio y por supuesto el Calcio y finaliza con un protocolo para mantener huesos sanos.

Este libro es una profundización de otro libro más general "Oligoelementos y sus aplicaciones Terapéuticas" con seis ediciones hasta la fecha.

Capítulo 1

Química Integral de la vida

La frase *"Química integral de la vida"*, puede parecer simple, pero desconocemos muchos aspectos del comportamiento y de las transformaciones de los elementos dentro de los seres con vida, ya que los conocimientos actuales en Química no involucran a la vida como una particularidad de la materia.

La Química es la ciencia que estudia las propiedades, los procesos de cambio de la materia y su transformación con referencia al tiempo y a la energía a nivel atómico y molecular; sin embargo el aspecto de la vida no entra en consideración para la Química.

Tampoco la Bioquímica considera el aspecto "vida". Es una parte de la Química y estudia los procesos químicos que suceden dentro de los seres vivos a nivel atómico y molecular.

Las propiedades y cambios de la materia que estudia la Química y la Bioquímica al parecer pueden ser diferentes cuando nos encontramos dentro de un ser vivo, por ello para diferenciar el enfoque usaré el término **"Química integral de la vida"**. Con este término me refiero al estudio de las leyes y comportamientos químicos cuando "la vida" está presente.

Entiéndase, que cuando hay condiciones apropiadas se manifiestaran las leyes naturales, por ejemplo, aquí en la superficie terrestre si dejamos un objeto sin sustento en el aire se manifestará la ley de la gravedad, si hacemos circular electricidad (electrones) por un conductor apropiado, una brújula cercana pondrá de manifiesto las leyes del magnetismo, y si disponemos de las condiciones apropiadas se manifestará la ley de la vida, la cual ha sido descrita hasta ahora sólo por la Antroposofía de Rudolf Steiner y actualmente aún no es reconocida como una ley universal.

En esa ley de la vida hay muchos comportamientos químicos y termodinámicos particulares, que no son iguales a cómo se comportarían los elementos si no hay vida. Esta sutil diferencia no la considera la Bioquímica, que usa las mismas leyes de los compuestos sin vida para extrapolarlos a los sistemas donde sí la hay.

Si bien no está establecido en la ciencia que exista una "Ley de la vida", vamos a permitirnos considerarlo para efectos de este libro.

Particularmente a mi me gustaría conocer más de la "Química integral de la vida" espero que mi humilde aporte de lo poco que sé de este nuevo tema, sea entendible, ampliable y aprovechable.

Como breve introducción, revisemos algunos elementos o compuestos relacionados a la vida:

Bioelementos:
Son los elementos químicos presentes más abundantes en los seres vivos: Carbono (C), Hidrógeno (H), Oxígeno (O) y Nitrógeno (N), y también se encuentra Fósforo (P) y Azufre (S). Son imprescindibles para formar biomoléculas (glúcidos, lípidos, proteínas y ácidos nucleicos).

Gases: O_2, CO_2.
Si consideramos el agua, que es el elemento más abundante del ser humano, el 62% del peso de ese cuerpo humano es Oxígeno. A diferencia del Carbono que es el 18-19% del peso del cuerpo.
El O_2 es necesario para la respiración aeróbica, libera CO_2.
El gas CO_2 es la puerta de entrada del carbono, lo utilizan las plantas en la fotosíntesis (para elaborar glucosa) y en los mamíferos es más bien un desecho.

El Agua: Todas las reacciones químicas que se producen dentro de la célula necesitan que los reactivos estén en disolución acuosa.
El agua es la biomolécula inorgánica que forma la mayor parte de los seres vivos y se considera que no puede existir vida sin ella. El agua líquida está formada por muchas moléculas de H_2O que forman estructuras muy grandes a temperaturas entre 0 y 100 grados. Estas uniones de moléculas

de agua son por puentes de Hidrógeno y pueden agrupar a millones de moléculas $H_{2n}O_n$, y dan características adicionales y poco comprendidas al agua[1].

Minerales: En general están en forma de sales, pero se pueden encontrar en la materia viva de tres maneras:

Minerales sólidos: constituyen estructuras sólidas e insolubles, forman parte del esqueleto de los vertebrados, de las cáscaras de los moluscos y equinodermos. El Calcio es uno de los más importantes y en el ser humano representa sólo el 1,5% del peso del cuerpo.

Sales minerales disueltas: Las sales solubles se disocian en aniones y cationes. Mantienen el grado de salinidad y actúan como tampones o buffer, ayudan a mantener constante el pH. Una fracción del Calcio y de los elementos considerados "Minerales sólidos" también está en forma iónica.

Iones asociados: El Fe^{++} (Hierro) se encuentra en la hemoglobina y es un cofactor de numerosas enzimas; el Mg^{++} (Magnesio) forma parte de la clorofila; el PO_4^{3-} (fosfato) forma parte de los nucleótidos y fosfolípidos. El Na^+ (Sodio) y K^+ (Potasio) son electrolitos y tienen una importancia mayúscula en su relación con la membrana celular. Esta membrana celular en la génesis de la vida pudo permitir la formación de espacio cerrado para dar inicio a un ser vivo, su gran ventaja es la de aislar estructuras en ambientes diversos. La membrana celular y no el Carbono es la esencia de la vida. De poder disponer de una membrana celular de Silicio u otro elemento, tendríamos vida en base a otra molécula diversa a la del Carbono. "Si se dan las condiciones se manifiesta la vida", no dependerá de un elemento específico, por ello Silicio, Azufre o Carbono, dependerá de las condiciones del medio donde se encuentren.

Oligoelementos: Todos los tejidos animales y vegetales contienen elementos minerales o inorgánicos en cantidades y proporciones muy variables. Los elementos inorgánicos se clasifican en dos categorías:

1. Electrolitos, minerales macronutrientes, macroelementos, elementos mayoritarios o simplemente minerales.

2. Minerales micronutrientes; elementos minoritarios, Oligoelementos, elementos en traza o vestigiales. Se ha tomado como diferencia entre los macro y microelementos la concentración sérica de Hierro como límite de separación entre elementos mayoritarios y Oligoelementos[2].

También se define un elemento "traza", o a lo que nos referiremos como Oligoelemento, aquel que representa menos de 0,01% de la masa corporal o aquel que precisa ingresos dietéticos inferiores a 100 mg/día. También se ha propuesto que el término traza debe referirse al contenido relativo de elementos de no más de 100 ppm en suero o plasma (100mg/L) según la IUPAC "International Union of Pure and Applied Chemistry" [2].

Los Minerales, tanto los macro como los micronutrientes, se entienden como los elementos indispensables para la vida. Por ejemplo, no se habla del Plomo como un Oligoelemento, en general estos minerales, se tratan como minerales tóxicos o elementos pesados, ya que corresponden generalmente a la parte baja de la tabla periódica y tienen alto peso molecular. Excepción es el Aluminio que tiene bajo peso molecular pero es un elemento tóxico, a veces se le agrupa junto a los metales pesados sin serlo.

Para considerar un mineral esencial del ser humano debe cumplir las siguientes premisas:
a) Está presente en todos los tejidos sanos.
b) Tiene una concentración relativamente constante en los tejidos.
c) Su carencia en la dieta o suministro ocasiona alteraciones estructurales y/o fisiológicas de diversos tipos.
d) Previene o cura, mediante su aporte sea vía oral, enteral o parenteral, las afecciones patológicas provocadas por su carencia.

El elemento que da título al libro: El Calcio

Estudiemos un poco el elemento Calcio, el cual está en dos formas, como mineral sólido y también como electrolito o Calcio iónico (Ca^{++}).
El cuerpo de un adulto medio contiene alrededor de 1250 g de Calcio.
Más del 99 % del Calcio se encuentra en los huesos y en los dientes, donde se combina con fósforo como fosfato de Calcio o hiroxiapatita ($Ca_5(PO_4)_3(OH)$) con algunas ligeras variaciones dependiendo si es el esmalte del diente o es estructura lineal del hueso u otras estructuras sólidas. En términos generales esta es la sustancia dura que le brinda rigidez al cuerpo.
El papel principal del Calcio en el cuerpo es proporcionar la estructura que apoya el movimiento. En los animales más antiguos, el Calcio es fundamental para la formación del exoesqueleto. En los huesos internos, los cristales de Calcio y Fosfato tiene participación activa con el organismo, a diferencia de los exoesqueletos. Los iones del Calcio en superficies del hueso interactúan con los presentes en los líquidos corporales, por lo tanto activando el intercambio de iones, que es esencial en mantener el equilibrio del Calcio en la sangre, líquidos y el hueso.
Pero el esqueleto cuando es interno no es la estructura rígida y sin cambios. Los huesos son una matriz celular que se renueva cada varios meses; el Calcio se absorbe continuamente por la osteolísis, degradación de los huesos y es restituido por la osteogénesis, de manera que aproximadamente cada 6 meses tenemos un esqueleto nuevo.
Por ello el Calcio se encuentra también en circulación en el suero de la sangre en pequeñas cantidades, generalmente 10 mg por 100 ml de suero en humanos. Hay además casi 10 g de Calcio en los líquidos extracelulares y en los tejidos blandos del cuerpo de un adulto.
El Calcio iónico que circula en la sangre está implicado en varios procesos vitales incluyendo la coagulación, la transmisión de la señal de células nerviosas y la contracción del músculo. En el líquido extracelular, el Calcio está disponible para reponer Calcio de circulación si este disminuye.
El Calcio iónico tiene hasta donde se conoce tres fuentes de aporte:
1- Vía oral por medio de agua y alimentos, entrando en el aparato gastrointestinal donde se absorbe como ion divalente (con dos cargas positivas). A veces se ve entorpecida esta asimilación por competencia con otros iones divalentes (Magnesio, Manganeso, Zinc, Cobre) y por fitatos (presentes en las harinas) al igual que por deficiencia de Vitamina D.
2- De reciclaje, el Calcio también está disponible por medio de la resorción del hueso (osteolísis), que es la degradación del tejido del hueso por las

células llamadas los osteoclastos. Este Calcio es endógeno, es decir que ya estaba formando parte del cuerpo, pero se lo recicla de esta manera.

3- La última y más controversial, fundamento principal de este libro, que es su transformación a partir de otros elementos. Y lo veremos ampliamente en el capítulo 3.

Es importante reconocer que el Calcio en exceso que está dentro de nuestro cuerpo o es asimilado o transformado, puede conllevar a la formación de cálculos renales y/o biliares.

Actualmente, afortunadamente, se le ha prestado atención a los requerimientos en la asimilación y no a las cantidades excretadas, esto puede darnos luces para entender con más claridad lo que realmente sucede en la Química integral de la vida.

La premisa **"lo que ingresa es lo mismo que lo que egresa"** puede llevar a ciertos errores de estimación de cantidad de nutrientes. Esto significa que los elementos químicos que ingresan en X cantidad, se excretarán o eliminarán en la misma X cantidad, dentro de un organismo sano y en equilibrio, no en crecimiento o embarazo, por ejemplo.

Prestemos atención, a la oración entre comillas, ya que en los seres vivos esto no es totalmente cierto para todos los elementos, pero en muchos estudios se considera como válido. Sobre este punto volveremos más adelante.

En un estudio publicado en la revista JAMA en 2017, un meta-análisis para determinar si una dieta de Calcio con Vitamina D o solo Calcio puede evitar la Osteoporosis a edad avanzada. La investigación midió el impacto de los suplementos de Calcio o vitamina D en 51.145 participantes de 50 años y más, pero no se demuestra que su consumo represente un menor riesgo de fracturas en las personas mayores[3].

Para entender más claramente la propuesta de este libro, tomemos algún otro punto de vista sobre el origen de los elementos, en este caso en Calcio dentro de nuestro organismo.

Es aceptado que la cantidad de átomos de Calcio que van a formar parte de las funciones o estructuras del cuerpo o los átomos que son excretados todos provienen de la alimentación oral, nunca pensaríamos que los átomos de otros elementos como el Magnesio, el Potasio o el Silicio que ingresa a nuestro cuerpo pueda transformarse en Calcio.

Tomemos un ejemplo para aclararlo más gráficamente. No todo el Calcio que aparece en la leche de vaca, provenía del Calcio asimilado en la dieta de forraje, sal y agua que consume la vaca, tampoco de la descalcificación de sus huesos y tejidos, sino que proviene de por ejemplo Silicio, Potasio o Magnesio, que por procesos aún no aclarados, se convierten en Calcio.

Esto es lo que se conoce como Teoría de Transmutaciones Biológicas[4]. Y es muy importante aclarar que las transmutaciones a bajas temperaturas, son capacidades que sólo los seres vivos pueden manejar.

Claro lo anterior contradice los principios de la Química como la ley de las proporciones definidas, la ley de las proporciones múltiples. Y aunque pareciera que también contradice la ley de la conservación de la materia, pero esta ley no parece estar en duda y sigue siendo válida para los seres vivos.

Estas leyes, demostradas y acatadas como válidas universalmente en siglos XVI y XVII las demostraron experimentalmente en sistemas muertos o sin vida, es decir usando sales y sustancias muy puras carentes del la actividad vital; alguien en algún momento las extrapoló a todos los sistemas, asumiendo erróneamente que las leyes químicas deben cumplirse en los sistemas vivos de la misma manera que en los carentes de vida.

Antes de adentrarnos más en la teoría de las Transmutaciones Biológicas, debemos revisar algunos conceptos de Química. El siguiente capítulo lo pueden saltar los que conocen suficiente de Química, conceptos como: estructura atómica de los elementos e Isótopos estables y radioactivos; pueden pasar al capítulo 3 directamente.

Capítulo 2

La Tabla periódica de los elementos

Si su conocimiento es general de Química lea los subtítulos del capítulo y lea el que le parezca importante, si conoce bastante de Química pase directamente al capítulo 3 de Transmutaciones.

La Tabla periódica incluye a todos los elementos que representan toda la materia lo que existe en el Universo.
Al inicio de la tabla periódica se organizó por su peso atómico, que no era proporcional con cada casilla, luego se dieron cuenta que lo que realmente cuadraba con las casillas consecutivas era el numero atómico o número de protones (cargas positivas).
Por suerte para el químico, hay un número específico de elementos químicos 118 para el año 2019. Aunque los últimos son radioactivos y muy inestables y sólo duran pocos segundos. De éstos 118 elementos, sólo los 103 existen en la naturaleza sin la intervención del hombre.
Para consideraciones de la vida, podemos conformarnos con los primeros 83 (siendo el elemento número 83 el Bismuto).
La tabla periódica, es la compilación de unas 118 casillas, en las cuales tenemos todos los elementos ordenados por su número atómico, que es simplemente la cantidad de protones (carga positiva) que tiene el núcleo del átomo o elemento.
Los protones (positivos), electrones (negativos) y neutrones (neutros), son todos iguales, no se distinguen los de un átomo a otro, los electrones son muy móviles y pueden saltar de elementos a elementos, su peso es despreciable, mientras que los protones y neutrones son pesados cada uno pesa una unidad, y no importa en qué elemento se encuentren, estos también pueden ser movidos de un átomo a otro pero con intervención de mucha energía (excepto en las Transmutaciones que son de baja energía).
De poder "armar" elementos, podemos usar cualquier protón, neutrón o electrón, el nombre del elemento estará determinado por la cantidad de cargas que posea.
Entonces tenemos un arreglo de casillas ordenadas desde el 1 al 118, todas están ocupadas por un elemento, y todos son elementos químicos diferentes entre sí ordenados por la cantidad de cargas positivas en su núcleo, que también puede ser sus cargas negativas en los orbitales

externos, pero ya que los electrones se pueden desprender fácilmente, no se toman como medida de su puesto en la tabla, ya que lo estable y lo que da el nombre y sus características al elemento es el tamaño del núcleo con sus cargas positivas.

El núcleo del átomo se compone de protones y neutrones, en una mezcla apretada, que corresponde a prácticamente toda la masa del átomo, ya que los electrones se encuentran alejados del núcleo y no influyen en el peso del átomo.

Por razones históricas y de practicidad, la tabla no es un rectangular perfecta, se agrupa por ocho columnas y luego 10 columnas. Las casillas 57 y 87 se representan fuera de la tabla, porque son elementos raros y poco abundantes en la naturaleza.

Cada casilla corresponde a un elemento químico, todas las casillas están ocupadas.

Imaginemos la tabla periódica con la cantidad de 118 casillas de la Fig. 1.

1																	2
3	4										5	6	7	8	9	10
11	12										13	14	15	16	17	18
19	20	21		22	23	24	25	26	27	28	29	30	31	32	33	34	35	36
37	38	39		40	41	42	43	44	45	46	47	48	49	50	51	52	53	54
55	56	57	L	72	73	74	75	76	77	78	79	80	78	82	83	84	85	86
87	88	89	A	104	105	106	107	108	109	110	111	112	113	114	115	116	117	118

L: Lantánidos

58	59	60	61	62	63	64	65	66	67	68	69	70	70

A: Actínidos

90	91	92	93	94	95	96	97	98	99	100	101	102	103

El puesto 1 es el Hidrógeno, que posee un solo protón, el puesto 6 es el Carbono, con 6 protones, el 7 el Nitrógeno y el 8 es el Oxígeno.

El elemento Germanio, Arsénico y Selenio son los puestos 32, 33 y 34. Lo que significa que el Germanio tienen 34 Protones (cargas positivas en su núcleo).

Igual el Oro (Au) puesto 79, Plata (Ag) puesto 80 y Plomo (Pb) puesto 82.

Si el Elemento Plutonio (Pu) puesto 94, por alguna razón natural o debido a una fuerte reacción, pierde 12 protones, es decir si pierde 12 cargas, salta a la casilla 82 que es la del Plomo, es decir dejaría de llamarse Plutonio,

para llamarse Plomo (casilla 82). Ese cambio también cambian las características químicas de reactividad y enlaces al del nuevo elemento.
Por ello, el lugar en la tabla periódica, marca las características químicas y por ende el nombre del elemento.

La forma del arreglo, que no es una estructura rectangular, se debe a que las propiedades de los átomos se asemejan en columnas, por ello el Litio, Sodio, Potasio, Rubidio y Cesio están en la misma columna y tienden a perder un solo electrón formando enlaces o iones de una carga positiva, es decir se asocian y forman moléculas de forma similar.

Los elementos de la columna de al lado, Berilio, Magnesio, Calcio, Estroncio, Bario, tiende a perder dos cargas negativas y por ende forman iones divalentes.

Fig. 2 Tabla Periódica

1 H																	2 He
3 Li	4 Be											5 B	6 C	7 N	8 O	9 F	10 Ne
11 Na	12 Mg											13 Al	14 Si	15 P	16 S	17 Cl	18 Ar
19 K	20 Ca	21 Sc	22 Ti	23 V	24 Cr	25 Mn	26 Fe	27 Co	28 Ni	29 Cu	30 Zn	31 Ga	32 Ge	33 As	34 Se	35 Br	36 Kr
37 Rb	38 Sr	39 Y	40 Zr	41 Nb	42 Mo	43 Tc	44 Ru	45 Rh	46 Pd	47 Ag	48 Cd	49 In	50 Sn	51 Sb	52 Te	53 I	54 Xe
55 Cs	56 Ba	L	71 Lu	72 Hf	73 Ta	74 W	75 Re	76 Os	77 Ir	78 Pt	79 Au	80 Hg	81 Tl	82 Pb	83 Bi	84 Po	85 At	86 Rn
87 Fr	88 Ra	A	103 Lr	104 Rf	105 Db	106 Sg	107 Bh	108 Hs	109 Mt	110 Ds	111 Rg	112 Uub	113 Uut	114 Uuq	115 Uup	116 Uuh	117 Uus	118 Uuo

L: Lantánidos

57 La	58 Ce	59 Pr	60 Nd	61 Pm	62 Sm	63 Eu	64 Gd	65 Tb	66 Dy	67 Ho	68 Er	69 Tm	70 Yb

A: Actínidos

89 Ac	90 Th	91 Pa	92 U	93 Np	94 Pu	95 Am	96 Cm	97 Bk	98 Cf	99 Es	100 Fm	101 Md	102 No

Nota: Los elementos en gris, no existen en la naturaleza, fueron creados por el hombre y ninguno es estable, son radioactivos, algunos se descomponen en segundos.

Eso nos lleva a pensar que un arreglo de un núcleo atómico muy grande, de más de 118 protones no es posible conseguirlo.

Isótopos

Compliquemos las cosas un poco. Cada elemento tiene un peso atómico, el cual está dado por los protones (indican su ubicación en la casilla) y por los neutrones, que no aportan carga, pero si peso. Por ello el Oxígeno casilla 8, tiene 8 protones, por tanto su peso es 16 unidades de masa atómica, es decir unidades de masa atómica (uma). Por tanto deberían las masas de los átomos ser siempre números enteros, porque no hay neutrones o protones que pesen diferentes, todos pesan una unidad. Pero si vemos los números pequeños de la tabla periódica de los elementos, vemos sus masa atómica y casi todas ellas tienen fracciones. ¿A qué se debe esto?

Sucede que como los neutrones no aportan nada de carga a veces hay en los millones de átomos, algunos con unos pocos neutrones de más o de menos. Por ejemplo el Cloro casilla 17, su masa es de 35,453 uma, que es un promedio de su masa, y es debido a que en la naturaleza el 75,77% del Cloro tiene 18 neutrones (es decir el Cloro que pesa 35 uma es el 75,77% del que se consigue en la naturaleza) y el otro 24,23% tiene 20 neutrones (este Cloro que tiene peso de 37 uma, es sólo el 24,33% del Cloro de la naturaleza). Por tanto la masa es suma ponderada de los dos Cloros 35 y 37. A estos dos elementos, Cl_{35} y Cl_{37} que si bien tienen 17 protones, casilla 17, se les llaman isótopos. Y el caso del Cloro se conocen sólo dos isótopos, es decir no hay Cloro de peso, 36 o 34 en la naturaleza, solo dos 35 y 37 uma (Cl_{35} y Cl_{37}).

Es importante notar esto ya que veremos elementos muy relacionados a la vida como el caso del Calcio que posee 6 isótopos naturales, es decir en la naturaleza hay Calcio (casilla 20), que poseen diversas cantidades de neutrones, 20, 22, 23, 24, 26, 28, resultando que el Calcio tiene isótopos estables, es decir que no son radioactivos, de peso 40 (el 96,94% del Calcio de la naturaleza, pesa 40), el de peso 44 es el 3,1% y el resto tienen pesos de 42, 43, 46 y 48 uma[5].

No radioactivos. ¿A qué se refiere?

Significa que los arreglos en los núcleos pueden ser estables o inestables, si coloco demasiados neutrones en un núcleo atómico se hace muy grande y pesado el núcleo y hace que este elemento sea inestable y se autodestruya, es decir emita sus protones y neutrones al medio, se descompone y al hacerlo genera radiaciones radioactivas, capaces de dañar y alterar a las células y otras estructuras.

Es decir recibir el impacto de los componentes de los núcleos, alteran nuestros propios átomos desestabilizándolos, por ello son llamadas radiaciones radioactivas.

En la naturaleza hay muchos elementos inestables, pero que tardan mucho tiempo en descomponerse, son los isótopos radioactivos, mientras que otros isótopos, como el caso del Cloro, ambos Cl_{35} y Cl_{37} son estables, no se descomponen naturalmente.

El conocido Uranio 235, es radioactivo y si juntas muchos de ellos, la emisión de neutrones de un átomo que se descompone inducirá a uno o a varios vecinos a su descomposición, y estos a su vez a muchos otros vecinos, convirtiéndose en una reacción en cadena, y lo que se conoce como la masa crítica, que es la cantidad de Uranio que se necesita para que se inicie una reacción en cadena y por ende un explosión nuclear.

Los Enlaces

Para terminar el tema de Química básica. Cuando dos o más átomos se unen o se enlazan, compartiendo sus estructuras externas de electrones y sólo la parte externa del átomo, se forman moléculas.

Por ejemplo el Oxígeno gaseoso es una molécula formada por dos átomos de Oxígeno, el ácido clorhídrico es una molécula formada por un Hidrógeno y un Cloro.

El Magnesio metálico está formado por átomos de Magnesio, y si se mezcla con ácido clorhídrico, reacciona y forma una molécula de Cloruro de Magnesio.

Si este Magnesio metálico se incinera, tomará Oxígeno del aire, formará Óxido de Magnesio, una molécula diferente.

Así las moléculas y átomos se combinan para formar diferentes sustancias.

Capítulo 3

Cambios en los elementos: Transmutaciones.

Como sucede en la naturaleza, si el elemento número 19 de la Tabla periódica, el Potasio asimila o añade en su núcleo un protón, aumentará su cantidad de cargas positivas de 19 a 20 y dejará de llamarse Potasio con las características de un elemento que en forma iónica es monovalente, para convertirse y llamarse Calcio con características de un ion divalente.
O si por algún azar de la naturaleza, una radiación de partículas (protones) bombardean al Nitrógeno, y su núcleo añade un protón, entonces este elemento deja de llamarse Nitrógeno para llamarse Oxígeno.
Igual si el Nitrógeno pierde un protón de su núcleo, ya no se llamará Nitrógeno sino Carbono.

> **Nota**: desde este punto, entramos en conocimientos no aceptados aún por la ciencia. Valga la advertencia, para no usar este material, desde este punto para apoyar tareas de estudio.

Fig. 3

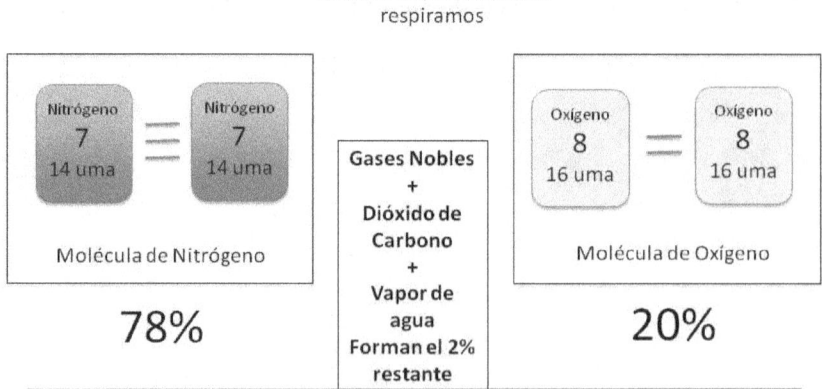

Composición del aire que respiramos

Ahora si el aire que posee un 78% de Nitrógeno (N), en forma de moléculas que contienen dos átomos de Nitrógeno en una distancia relativamente cercana, lo que los hace estables, los sobrexcitáremos como por ejemplo a alta temperatura, y pudiera suceder que un protón acompañado de su neutrón salte de uno de los N al otro N. Tendríamos ahora uno que sería

Carbono y otro Oxígeno. Ambos enlazados… ¿Qué es esto?, es: Monóxido de Carbono. Molécula muy tóxica para el ser humano.

Esta es una transmutación a baja energía que sucede por intervención de un ser vivo, en este caso es una transmutación no deseada[5].

Fig. 4

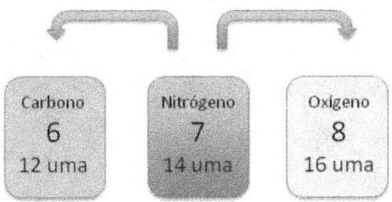

Mover un protón del núcleo cambia el nombre del elemento

Fig. 5

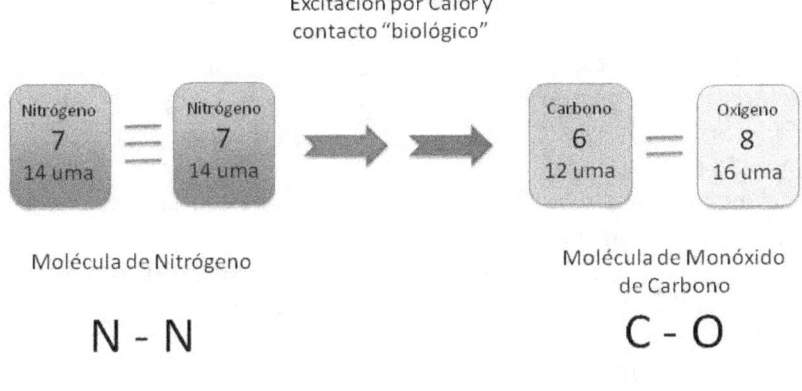

Un elemento radioactivo naturalmente, el Plutonio, ya sea por reacciones termonucleares creadas en un laboratorio o en una explosión, este Plutonio terminará convertido en Plomo. Esto es una Transmutación no biológica.

La transmutación del Nitrógeno a Oxígeno y a Carbono, sucede en condiciones muy especiales, alta excitación del Nitrógeno y un ambiente enzimático especial.

Esto al parecer pasa en la naturaleza, cuando respiramos aire que estuvo en contacto con un metal muy caliente, se cree que un metal ferroso al rojo vivo, el Nitrógeno esta sobrexcitado y por algún motivo, al entrar al cuerpo, al tocar las mucosas, sucede la desagradable o desafortunada transformación y creamos el Monóxido.

Esto aclara los dolores de cabeza en contacto con calefacciones improvisadas, que son solo filamentos incandescentes.

El equilibrio en el ser Humano

Caso del Sodio y el Potasio.

El Sodio tiene un lugar en la Tabla periódica en la casilla 11 y tiene un peso promedio de 23 uma (Unidades de Masa Atómica), el Oxígeno, tiene un lugar 8 y masa 16 uma. Si por alguna enzima o mecanismo biológico adecuado éstos dos núcleos se fusionaran, el peso resultante sería de 39 y la cantidad de protones sería de 19, que es precisamente el átomo de Potasio.

De igual forma si el Potasio pudiera desprender de su núcleo 8 cargas positivas (protones) y neutrones (un átomo de Oxígeno) quedaría convertido en Sodio.

¿Es esto posible en la naturaleza?.

Sí, y hay algunas evidencias y más detalles en el Libro Oligoelementos y sus Aplicaciones Terapéuticas disponibles en Amazon[5].

De ser cierto, hay algunos detalles interesantes para analizar. El Sodio y el Potasio tienen diferentes potenciales de disolución, es decir cuando disolvemos Cloruro de Potasio, debe tomar gran cantidad calor del medio ambiente, mientras que el Sodio no debe tomar tanto.

El Cloruro de Sodio se disuelve en agua sin que la mezcla tome significativamente calor, mientras que el Cloruro de Potasio, enfría significativamente la mezcla.

De poderse Transmutar de Sodio a Potasio ya disueltos en agua, es decir en forma iónica, como se encuentran dentro de un ser vivo. Entonces debemos tomar calor del entorno para compensar la energía de disolución de Potasio, es decir debemos enfriar el medio.

En los seres humanos, el entorno de la célula tiene abundante Sodio, el interior de la célula abundante Potasio. Hay un sistema llamado Bomba Na-K (Sodio-Potasio), que de alguna manera "hace aparecer dentro de la célula" más Potasio dejando el Sodio afuera. La fisiología explica extensamente éstos mecanismos, claro sin incluir la teoría de Transmutaciones.

Si aceptáramos que la transmutación sucede, en el funcionamiento de la "bomba Sodio Potasio", un Sodio incorpora a su núcleo el núcleo del Oxigeno y entra al interior de la célula, entonces dentro de la célula aparece un átomo de Potasio, aunado a este proceso se deberá tomar calor del medio, enfriaríamos el entorno, un pequeño gradiente, si esto es un mecanismo fisiológico, es una manera de enfriar el cuerpo.

$$^{11}Na + {^8O} \rightarrow {^{19}K} - calor$$

Esto podría explicar por qué los deportistas en zonas muy calurosas, o en verano, excretan por la orina y el sudor mucho más Potasio que en ambientes menos calurosos, cuando ejecutan las mismas rutinas. La transmutación de Sodio a Potasio es usada también para eliminar calor, lo que hace que tengamos mayor cantidad de Potasio, por ende se incrementa en proporción su eliminación por orina y sudor.

Ahora este proceso de Transmutación, no siempre se manifiesta, puede que alguna deficiencia enzimática o de otra índole afecte el proceso. Por eso un hipertenso sensible al Sodio, no puede deshacerse fisiológicamente del Sodio, este se acumula y causa hipertensión.

Se cree que la hormona Aldosterona, se encarga de la regulación del balance Sodio-Potasio, pero por medio del control de la Transmutación Sodio-Potasio.

Caso del Calcio y Magnesio

El Calcio tiene la casilla 20, número atómico 20 y masa 40 uma y está debajo del Magnesio que tiene número 12 y masa 34 uma.

De igual forma en el caso Sodio-Potasio, si la transmutación se cumple, por medio de apoyos enzimáticos podemos fusionar el núcleo del Magnesio y del Oxígeno obtenemos Calcio

$$^{12}Mg_{24,3} + {^8O_{16}} \rightarrow {^{20}Ca_{40}}$$

Esta transmutación de Magnesio a Calcio, se estima como la preferida de los crustáceos, ya que el agua de mar es rica en Magnesio y pobre en Calcio, y en presencia del Oxígeno, omnipresente en todo ser vivo, podemos formar costras calcares sin mayores inconvenientes. Piensen en la cantidad de corales en los mares.

Analicemos el caso de los isótopos naturales de Oxigeno y Magnesio. Y se entiende por isotopos naturales aquellos que nos son radiactivos y que se consiguen de manera no alterada por el hombre.

Magnesio tiene pesos de 24 (78,70%), 25 (10,13%) y 26 (11,17%)
Oxígeno tiene pesos de 16 (99,76%), 17 (0,03%) y 18 (0,21%)

$$^{12}Mg_{26} + {}^{8}O_{18} \rightarrow {}^{20}Ca_{44}$$

siendo Calcio 44 uma uno de los isótopos más abundantes del Calcio.

Tabla 1

Elemento	Masa	Porcentaje
Ca	40	96,97
Ca	42	0,64
Ca	43	0,15
Ca	44	2,06
Ca	46	Despreciable
Ca	48	0,18

El caso no probable, es la Transmutación con los siguientes isótopos

$$^{12}Mg_{25} + {}^{8}O_{16} -- {}^{20}Ca_{41}$$ (Isótopo no viable en la naturaleza)

$$^{12}Mg_{24} + {}^{8}O_{16} \rightarrow {}^{20}Ca_{40}$$ (isótopo más abundante del Calcio, proveniente de los dos más abundantes del Oxígeno y Magnesio)

ya que no hay un isótopo de Calcio natural de masa 41, esto puede significar que los procesos enzimáticos son tan sutiles que pueden elegir o filtrar isótopos de manera que el resultado de la transmutación en ciertos seres vivos, llevaría a dar origen a mezclas de isótopos que no son las mismas proporciones que se consiguen en los depósitos minerales de la superficie terrestre.

Incluso dentro diferentes especies o tipos de plantas o animales podemos ver diferencia entre la distribución de isótopos.

En el ser humano la proporción de Oxígeno 18 es más abundante que en el aire o el agua, se explica ya que es más pesada su evaporación, no es tan fácil como la del Oxígeno 16 y por ende tiende a concentrarse, pero cada región y el agua en particular tiene proporciones isotópicas diversas.

Por ejemplo los dientes no son sometidos a renovación continua, por lo que sus proporciones de oxígeno isotópicas quedan fijadas en el instante de su formación, representando las proporciones de la región en la que el individuo nació y se crió.

Restos de tejidos recuperados en sitios arqueológicos pueden ser analizados isotópicamente. La distribución de los isótopos del carbono y del nitrógeno son usados para reconstruir la dieta, y los isótopos del oxígeno suelen determinar el origen geográfico y el ambiente.

Y lo sorprendente es que las aduanas pueden usar la capacidad de las plantas de tener (o crear) proporciones diferentes en su distribución isotópica a la de la naturaleza, de manera que es posible incluso determinar si un azúcar proviene de caña o de remolacha, usando la proporción de isótopos de Carbono de masa 12 y 13.

Igualmente determinar si un jugo es de origen de fruta o endulzado con azúcar de caña, con sólo ver la diferencia de proporción entre Carbono 12 y 13, es decir el azúcar de la caña tiene proporciones diferentes de isótopos que el azúcar de jugo de frutas, y se puede determinar por esta vía si se añadió azúcar a un jugo adulterándolo.

Bajo este mismo precepto, se puede determinar si una bebida espumante como la Champagne se le añadió CO_2 o gas carbónico para aumentar la cantidad de burbujas las cuales deben generarse en el proceso natural de fermentación. El CO_2 adquirido como gas en botellas a presión es obtenido del aire ambiental, por medio de enfriamiento a muy bajas temperaturas hasta licuar el aire, mientras que el CO_2 de fermentación proviene de los azúcares de la planta que los fabricó ya sea por asimilación del aire o procesos de asimilación de nutrientes del suelo. Por ello una Champagne adulterada, es decir con CO_2 inyectado externamente puede determinarse por las proporciones isotópicas[6].

Caso del Calcio y Silicio

Hay otra fuente transmutable de Calcio, usada preferiblemente por otras especies como es el caso

$$^{14}Si_{28} + {}^{6}C_{12} \rightarrow {}^{20}Ca_{40}$$

El Silicio es uno de los elementos más abundantes de la corteza terrestre, es muy difícil su disolución en agua y es muy abundante en las plantas gramíneas, como el forraje, los pastos, el perejil, el bambú y ese tipo de plantas. El Silicio esta en abundante proporción en la planta Equisetum, también llamada Cola de Caballo.

Las aves principalmente la gallinas son ávidas por consumir granos de arena, que es principalmente óxido de Silicio y podría explicar la una vía de transmutación para obtención de la cantidad de Calcio para generar las conchas calcáreas de los huevos, que pueden producir aun con ditas pobres en Calcio.

En este caso, la transmutación sucede por medio de un elemento muy común en los seres vivos, el Carbono y el otro elemento el Silicio.

El Silicio tiene nueve isótopos, con número de masa (uma) entre 25 a 33. El isótopo más abundante es el Si_{28} con una abundancia del 92,23 %, el Si_{29} tiene una abundancia del 4,67 % y el Si_{30} que tiene una abundancia del 3,1 %. Todos ellos son estables teniendo el resto de isótopos una proporción muy pequeña.

$$^{14}Si_{28} + {}^{6}C_{12} \rightarrow {}^{20}Ca_{40}$$ (isótopo más abundante del Calcio, proveniente del Silicio más abundante)

$$^{14}Si_{30} + {}^{6}C_{12} \rightarrow {}^{20}Ca_{42}$$

Estas variaciones de isótopos, pueden justificar las variaciones de isótopos en el Calcio.

Caso del Calcio y Potasio

La transmutación probable que enunciamos aquí se refiere a la adición de un solo protón, que puede provenir del Hidrógeno.

$$^{19}K_{39} + {}^{1}H_{1} \rightarrow {}^{20}Ca_{40}$$ (isótopo más abundante del Calcio, proveniente del Potasio más abundante)

El Potasio posee dos isótopos naturales: K_{39} (93,26%) y K_{41} (6,73%), y uno casi despreciable el K_{40} (con una abundancia del 0,012%) es radiactivamente muy débil ya que tiene un período de desintegración de 1,28x109 años; es prácticamente estable.

En caso de isótopos, si se mantiene la proporción hacia el más abundante Ca_{40}. Y una muy pequeña proporción del isótopo de Potasio 41, lo que también nos lleva a un isótopo de Calcio.

$$^{19}K_{41} + {}^{1}H_{1} \rightarrow {}^{20}Ca_{42}$$

Recordemos que el isótopo de Calcio 42, tiene una abundancia en la naturaleza de sólo el 0,65%.

Hay que aclarar que esta proporción de isótopos es la que se consigue en la naturaleza, en los minerales estudiados y no necesariamente es la proporción de isótopos de Calcio de formaciones calcáreas provenientes de los seres vivos, como lo serían las conchas calcáreas, corales, huesos de animales, exoesqueletos, etc.

Es importante resaltar que en la Biología, en la vida, no es tan fácil la transmutación, se deben dar las condiciones, química y energéticas. Y se ha observado también que para que se produzca la Transmutación debe haber una pequeña cantidad del elemento al cual se va a transformar. Por ejemplo si no hay Potasio, el Sodio no se transmutará Potasio. Por ello en la aplicación médica de sustitución de minerales, o lo que se conoce como OligTerapia, ampliado en el Libro "Oligoelementos y sus aplicaciones Terapéuticas" Ref. 4, siempre se da el elemento que deseamos al que debe dirigirse la Transmutación, por ejemplo de Sodio → Potasio o Magnesio/Silicio → Calcio.

Capítulo 4

Evidencias relacionada a Transmutaciones Biológicas

El hecho de que existan posibilidades de recombinar núcleos atómicos, para obtener otros elementos no implica la desaparición o aparición de materia, sólo reordenamiento, al sumar los Protones y Neutrones de dos núcleos atómicos (fusión Nuclear) obteniendo un nuevo elemento. Estos proceso pueden darse en las reacciones termonucleares, pero siempre van acompañados de niveles de alta energía (ejemplo La Bomba de Hidrógeno). En cambio si este proceso es catalizado biológicamente requiere de poca energía [7]. Siendo este uno de los procesos que diferencian el comportamiento bioquímico de los seres vivos.

Las leyes químicas se han extrapolado a los seres vivos, como si fueran igualmente de válidas, en tal sentido las recomendaciones diarias de dosis de Electrolitos y Oligoelementos está más bien dada por la premisa: **"lo que ingresa es lo mismo que lo que egresa"** ignorando los posibles cambios que suceden dentro de un organismo vivo. Hasta ahora es aceptado porque se asume que las mismas leyes de proporciones múltiples y conservación de la materia son válidas para lo vivo y lo no vivo. Por lo tanto se asume: "si excreto x cantidad, debo consumir x cantidad para mantener mi equilibrio, de no cumplirlo o sacrifico reservas o acumulo y puede llevar a un déficit o exceso."

Por ello pondremos en observación el criterio **"lo que ingresa es lo mismo que lo que egresa"**, mientras vemos un experimento de primera mano realizado por nuestro grupo de investigación.

Experimentos de Germinación para demostrar Transmutaciones Biológicas.

En el laboratorio de investigación de Biotecnoquímica en Caracas, durante el año 1996, se realizó una prueba de germinación de semillas de trigo. Se tomaron nueve grupos entre 4 y 5 semillas que se dividieron en recipientes de vidrio borosilicatado y se pesaron con exactitud del 0,1mg. Los 3 primeros grupos fueron control y los otros tres grupos se pusieron a germinar hasta 24, 72 y 120 horas con agua tridestilada y se aislaron de tal manera que no existiera aporte de ningún mineral en el polvo del aire u otros contaminantes.

Variación de elementos y suma de algunas combinaciones de ellos durante una germinación

Tabla 2

Horas Elemento	0	0	0	24	72	120	DS	p
Ca	0,168	0,23994	0,143	0,48	0,2103	0,16	0,124	0,390507133
Mg	0,674	0,59196	0,678	0,61	0,6449	0,63	0,0348	0,533014683
Na	0,383	0,34714	0,297	0,71	0,4334	0,32	0,1519	0,292941947
K	0,88	0,86493	0,901	0,85	0,8252	0,78	0,0419	0,040515762
P	1,258	1,09973	1,271	1,09	1,1892	1,18	0,0755	0,435118858
Si	0,209	0,19109	0,216	0,19	0,3284	0,24	0,0524	0,3289043
Elementos sumando moles en diversas combinaciones, para "corregir" por la Transmutación								
Ca+Mg+k	1,722	1,69683	1,722	1,93	1,6804	1,57	0,1168	0,900124299*
Ca+Mg+Na+K+P+Si	3,573	3,33479	3,506	3,92	3,6314	3,31	0,1167	0,901923822*
B+P+Mg+Al	2,295	1,88629	2,23	2,09	2,1672	2,15	0,1409	0,996166373*
Zn+Cu	0,064	0,02616	0,052	0,04	0,0437	0,06	0,0137	0,862789492
B+P+Mg+Al+Zn+Cu	2,359	1,91245	2,282	2,14	2,2108	2,21	0,1532	0,984141751*
Ca+Mg+Na+K+P+B+Si+Al	3,9353	3,52939						

Todos los grupos se disolvieron en mezcla de ácidos hasta homogenización, se colocaron en frascos independientes codificados y se enviaron al Laboratorio de análisis: Trace Minerales International (6545 Gunpark Drive Suite 240, Boulder CO 80301-5135).

Los resultados reportados en mg/L se ajustaron al peso de la muestra de origen y se convirtieron a mmoles/L

Se aplicó la probabilidad estadística basada en la T-Student comparando las 3 muestras sin germinar con las 3 muestras germinadas, para determinar si hay diferencia estadística.

Probabilidades de una transmutación

Fig. 6

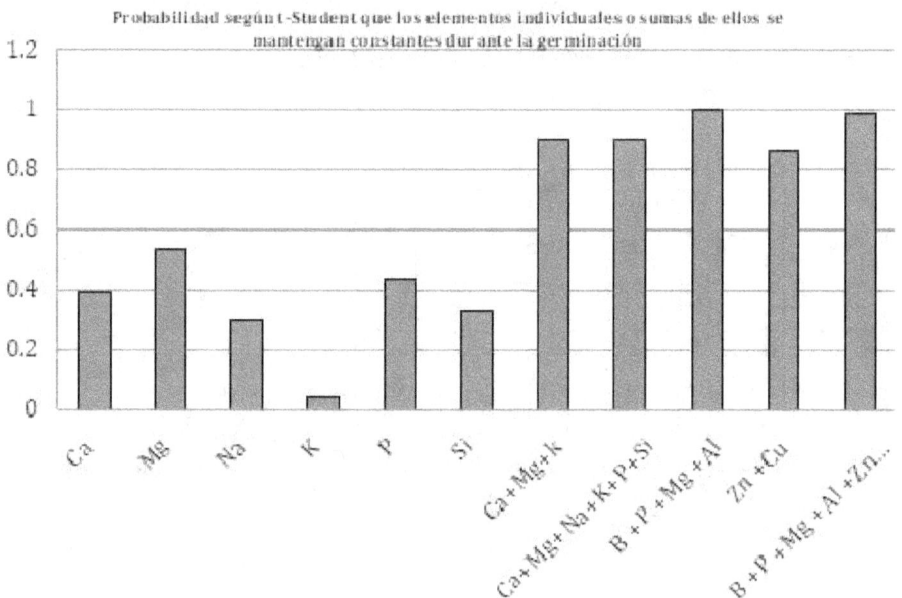

Si se asume la Transmutación Biológica, cada elemento posible de ser transmutado durante la germinación tendrá variaciones altas en sus concentraciones, las cuales pueden ser debidas a error de apreciación de los métodos o a Transmutaciones reales. Si al sumar los elementos que transmutan entre si, por ejemplo Ca transmuta a Mg, la suma de moles de Calcio + Magnesio deberá ser constante, la diferencia estadística de la suma de los elementos que transmutan antes y después debe ser mínima (probabilidad cercana a 1).

De la gran cantidad de datos y posibilidades de combinación entre elementos, se dejaron las que en el resultado daban valor de probabilidad más cercanas a 1. Esto pude ser debido a que estos elementos sí transmutan, o puede deberse de igual forma a errores que se compensan entre sí. Esto último es poco probable.

Los resultados estadísticos revelan, que la probabilidad de las sumas de moles sea correcta, está entre el 0,80 y 0,99, siendo la máxima probabilidad 1. Mientras que los elementos individuales tienen una probabilidad muy baja como: 0,04 para el Potasio, 0,4 para el Calcio, 0,5 para Magnesio; indicando poco probable que los moles de los elementos individuales antes y después se mantengan constantes, es decir es un error muy grande en los métodos de medición ¿o se da en realidad una desaparición o aparición de elementos?

Comportamiento de la concentración de elementos durante la germinación.

Fig. 7

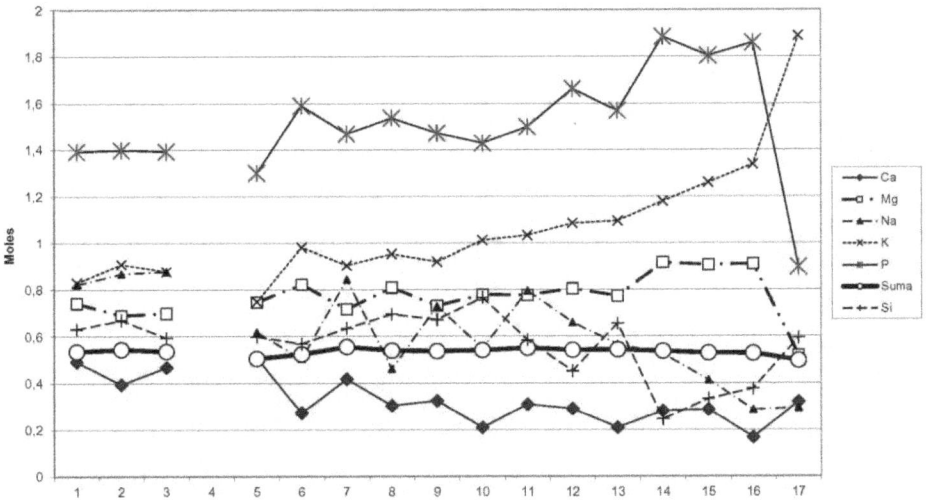

En la figura 7 se observa una comparación de los moles de Na, K, Ca, Mg y Si con respecto a muestras de semillas de trigo del mismo lote sin germinar.

Hay variación o fluctuación de la concentración, si hacemos la corrección al sumar estos elementos, que en teoría transmutan entre sí, ver línea gruesa, la gráfica revela que la variación de esta suma durante la germinación y el control es mínima[5].

Esto puede llevarnos a considerar seriamente lo que sucede en una germinación donde se disparan gran cantidad de reacciones químicas y enzimáticas para dar inicio a una planta latente en la semilla.

En tal sentido, experiencias que puedan llevarse a cabo con más rigurosidad nos permitirán confirmar esta hipótesis sorprendente de las Transmutaciones Biológicas.

Sólo nos atrevemos a afirmar que es una teoría, su verificación llevaría a alterar millones de páginas escritas sobre el tema.

Capítulo 5

¿Por qué no necesitamos tanto Calcio como nos han sugerido?

Básicamente hemos visto que existe la probabilidad que el Calcio que requieren los seres vivos para sus funciones y estructura no necesariamente es Calcio asimilado en la dieta o extraído de las reservas, sino que una parte muy probablemente proviene de un proceso de Transmutación Biológica del Magnesio, del Silicio y del Potasio.

En los humanos, la vía preferida, pero no la única probable, es la del Magnesio.

Un ser humano con correcto funcionamiento fisiológico, sin importar el clima, si es sedentario o muy activo, no requerirá de las dosis recomendadas actualmente de Calcio según fuentes científicas oficiales[8] (RDA del inglés Recommended Dietary Allowances publicadas en Estados Unidos por la National Academy of Science o CDR Cantidad Diaria Recomendada en la Comunidad Europea).

Aunque éstas son las dosis recomendadas, no se ha seguido un criterio realmente observacional y estadístico, sino uno basado en "lo que ingresa es lo mismo que lo que egresa" ya que es más fácil medir lo saliente: eses, orina, sudor y fluidos. Esto basado en la premisa de que no deberían haber cambios sustanciales de elementos dentro del organismo, que son las premisas o leyes químicas que aceptamos en la actualidad.

Estos criterios justifican:

1- Si lo que ingresa al cuerpo es superior a lo que se excreta hay una acumulación en el organismo y una posible toxicidad.

2- Si lo que ingresa es inferior a lo que se excreta hay una disminución del elemento en detrimento de la homeostasis y de las reservas de ese elemento.

Una evaluación más precisa en el requerimiento real de Calcio, sería medir la ingesta de Calcio de poblaciones que se mantienen sanas, sin importar que lo que se está excretando de Calcio sea menor o mayor a lo ingerido.

Ya se ha establecido que poblaciones con ingestas de Calcio muy inferiores a las dosis recomendadas (RDA), no han manifestado deficiencias de Calcio o problemas óseos debido a deficiencias de este elemento, esto se ha verificado en poblaciones de status elevado y que poseen una oferta de nutrientes variados[9]. Sin embargo aún no se reporta adecuadamente para ser considerado en las tablas de requerimiento diario, tal vez por controversias en aceptar, la premisa: "lo que ingresa es lo mismo que lo que egresa".

Algunos profesionales de la Nutrición critican las actuales tablas, en las que se sugieren ingestas altas de Calcio. Esto debido a que para adultos y adultos mayores, quienes son generalmente intolerantes a los lácteos, la única manera de cumplir esos requerimientos es por suplementación externa o consumiendo altas cantidades de lácteos. La crítica además radica en que el ganado vacuno una vez destetado, no requiere de mayores complementos de Calcio, no se les da leche a las vacas y toros, ¿porqué entonces debemos darle leche a los adultos humanos, además leche de otra especie?.

La capacidad de asimilar Calcio externo es limitada y se cree que también es dependiendo de la edad, si bien un lactante posee capacidad máxima de asimilación de Calcio (como elemento no transmutado por el organismo), esa capacidad va disminuyendo con la edad. Además hay otros factores que determinan la capacidad del organismo de asimilar el Calcio como la vitamina D y sus metabolitos, ellos son una parte del sistema endocrino que controla la homeostasis del Calcio en todo el cuerpo. El objetivo de este control hormonal es regular los niveles séricos de Calcio para que se mantengan dentro de un rango muy estrecho. Para lograr este objetivo, los eventos regulatorios ocurren en coordinación en múltiples tejidos, como por ejemplo: el intestino, el riñón, el hueso y la glándula paratiroides. La producción de la hormona endocrina de vitamina D, 1,25 dihidroxivitamina D (1,25 (OH) 2 D) está regulada por la ingesta habitual de Calcio en la dieta y los estados fisiológicos como el crecimiento, el envejecimiento y la menopausia[10]. Estos procesos endocrinos los analizaremos en el Capitulo 6.

Hay que acotar que ciertas patologías o deficiencias hormonales, si pudieran entorpecer la transmutación que nos genera Calcio, la corrección de estos problemas no se solucionan aportando Calcio, sino buscando la estabilización hormonal o enzimática.

Tabla 3

Tabla 3. Dosis recomendadas de Calcio oral en humanos a diferentes edades (NHI 2018).	
Bebés hasta los 6 meses de edad	200 mg
Bebés de 7 a 12 meses de edad	260 mg
Niños de 1 a 3 años de edad	700 mg
Niños de 4 a 8 años de edad	1,000 mg
Niños de 9 a 13 años de edad	1,300 mg
Adolescentes de 14 a 18 años de edad	1,300 mg
Adultos de 19 a 50 años de edad	1,000 mg
Hombres adultos de 51 a 70 años de edad	1,000 mg
Mujeres adultas de 51 a 70 años de edad	1,200 mg
Adultos de 71 o más años de edad	1,200 mg
Adolescentes embarazadas o en período de lactancia	1,300 mg
Mujeres adultas embarazadas o en período de lactancia	1,000 mg
Según la NIH (National Institutes of Healt) 2018 https://ods.od.nih.gov/factsheets/Calcium-DatosEnEspanol/	

La misma OMS nos indica que no se puede detectar deficiencias de Calcio en poblaciones que sus aportes promedios son bajos en Calcio, en consumos de hasta 3 veces menos del valor diario de referencia (VDR) que es lo recomendado por la FDA como adecuado para mantener la salud.

No hay evidencia que dietas con aporte de 250 a 300 mg de Calcio al día, en los países industrializados, donde hay una dieta variada de nutrientes, pueden conllevar a problemas de salud.[11]

Por tanto las recomendaciones actuales, principalmente en Calcio de nuestra dieta son muy altas o no estamos viendo el panorama de la manera adecuada. Para ir directo al grano: no es necesaria una dosis tan elevada de Calcio y más bien una mayor cantidad de Magnesio. Una dieta con uno 300 mg de Calcio es suficiente, siempre y cuando tengamos unas dosis adecuadas de otros elementos.

> NOTA: Un detalle importante del Calcio vía oral, es que éste por ser un ion divalente se asimila en los mismos lugares que otros micronutrientes divalentes, como el Manganeso, Magnesio, Cobre, Zinc, por ello los suplementos multiminerales que contiene muchos oligoelementos y además Calcio, lo que hacen es dificultar la asimilación de los Oligoelementos, porque el las cantidades de Calcio en estos productos siempre son muy superiores a los de los Oligoelementos.

Analizaremos cinco elementos importantes relacionados con el Calcio:

Magnesio

Silicio

Potasio y Sodio

Fósforo

Importancia del Magnesio

Nuestro cuerpo ha necesitado Magnesio en la evolución y lo hemos retirado de nuestra dieta. Recordemos que llevamos millones de años evolucionando y sólo los últimos cinco mil años, para redondear, nos hemos establecido en ciudades almacenando y procesando alimentos que antes recolectábamos o comíamos casi directamente del medio ambiente.

1- Sal común.

La sal que consumimos proviene del agua de mar, la cual tiene un aproximado de 4% (unos 1,5 mg por litro) de Magnesio, lo que le da ese sabor amargo. Al solidificarla en las salinas, para extraer la sal, ese Magnesio se combina con el ion compatible más abundante y forma Cloruro de Magnesio. Su presencia hace que la sal sea higroscopia es decir que se humedezca con el aire, sobretodo una vez molida finamente. La industria de la sal acude al químico para que evite que la sal molida una vez dentro del salero no se humedezca y puede comercializarse como una "buena sal". El químico ofrece dos opciones, la cara y la barata, la primera consisten en disolver la sal en agua y quitar sólo el Magnesio, y volverla a cristalizar, hay que usar intercambiadores iónicos específicos que sustituyan el ion Magnesio por dos iones Sodio y así tenemos una sal libre de Cloruro de Magnesio. La opción barata, el método es similar, llevamos la sal a una solución pero esta vez eliminamos todos elemento divalentes, usando un intercambiador catiónico no específico y mucho más económico, esto elimina los iones divalentes (dos cargas positivas) el Magnesio y también de Zinc, Cobre, Manganeso, pero deja los iones monovalentes Sodio y algo de Potasio. Esto se llama refinación de la sal.

La opción de la industria es clara, la forma barata de obtener una sal que esté siempre seca en el salero, es quitar todos los elementos divalentes. ¿A fin de cuentas a quién le interesa el Mg, Zn, Cu, etc?. Lo que la industria vende es Cloruro de Sodio, ya que la industria tiene una sal casi pura hecha de Cloruro de Sodio, por ley en algunos países debe añadirle Yodo y/o Flúor, para poderla comercializar. Es decir si Ud. adquiere una sal en una tienda, que ha sido autorizada para comercializarse y se llama sal marina, incluso si son cristales grandes, puede que sea de origen de agua de mar, pero si la etiqueta indica que contiene Yodo y/o Flúor, tendrá mínimas cantidades de Magnesio, es apta para humanos según las leyes, pero empobrecida en Magnesio y micronutrientes que son indispensable para la vida.

2- Jugos

De igual forma, los jugos que deben ser conservados en envases tienden a tener poca vida, ya que sus paredes plásticas interactúan con los jugos vegetales y de frutas y se degradan. A menos que intervenga de nuevo el profesional en Química. El dirá que el Cobre y otros elementos son los causantes de esa corta vida de almacenaje, si la industria quiere un producto estable, pues debe retirar el Cobre iónico divalente. Y es como antes, hay dos opciones: una cara y otra barata. La forma más usada es retirar todos los divalentes, presupuesto, así retiramos además de Cobre, el Magnesio y el resto de divalentes.

Un jugo de fruta, e incluso otros vegetales está empobrecido en Magnesio, hemos perdido otra fuente de ese importante elemento.

3- Harinas refinadas

En el caso de las harinas, es mejor almacenar la harina cernida, es decir a la que se le retiró la cascara luego de molerla. Se consigue una harina blanca, mientras que la integral, sin el proceso de cernido, es más oscura y más rustica. Pero en esta concha hay un gran grupo de nutrientes, vitaminas y minerales. Otra pérdida en nuestra dieta de Magnesio que se encuentra en la cascara de los cereales.

4- Vegetales verdes

El centro de la molécula de Clorofila es el Magnesio, por tanto mientras más verde e intenso el color verde, mayor cantidad de Magnesio. Aquí tenemos una fuente de Magnesio que no hemos perdido aún.

5- Alimentos de granja o silvestres.

En estudios comparativos de la cantidad de minerales de los animales de granja vs los de cacería, nos revelan que los animales que viven libres, poseen una proporción mayor de minerales incluso Magnesio en sus músculos y tejidos.

Los animales de granja poseen menos minerales, excepto el Zinc, que se utiliza como complemento en los alimentos para obtener un crecimiento adecuado, ya que la comercialización está relacionada al peso del animal, es de mucho interés el Zinc para darle complemento de este mineral para obtener el máximo peso posible. Igual se les da sal al ganado para estimular su ingesta de agua y por ende ganar un mayor peso.

Algunos granjeros han descubierto que el Selenio también aporta mayor peso al animal, sobre todo al ganado vacuno.

Datos del Magnesio(Mg)

Clave del elemento: El atleta que todos llevamos dentro

Requerimiento diario:

450-750 mg. (corregido por Transmutaciones Biológicas) [2]

Uno de los elementos más descuidados de nuestra dieta.

Es difícil sufrir de intoxicación por Mg con las dosis sugeridas.

Antagonistas:

Estrés, exceso de ingesta de Ca, vitamina D, anticonceptivos orales, dietas con excesos de harinas refinadas, ejercicio excesivo o desacostumbrado. Tratamiento prolongado con fármacos como la insulina, corticoides, mezclas de aminoácidos, diuréticos, antineoplásicos, antibióticos, digoxina o derivados del digital, aldosterona o tiroxina.

Alimentos que lo contienen:

Sal marina (la conseguida en salina o minas, no sal refinada "marina" de los comercios), vegetales verdes, granos enteros, nueces, miel, chocolate amargo.

Funciones:

Es cofactor enzimático y además electrolito, es el segundo mineral intracelular, luego del Potasio. Participa en el equilibrio ácido-base, en el metabolismo de la glucosa, en la síntesis de las proteínas y en la absorción de vitaminas, así como en la coagulación de la sangre. Actúa en la liberación de energía del ADP. Junto con el Na, K, Si y Ca interviene en la regulación de temperatura corporal y el equilibrio del Ca sérico y óseo. Interviene en el metabolismo del Calcio y el Fósforo. Tiene un papel esencial en la contracción muscular y reflejos voluntarios e involuntarios. Tiene funciones similares al Calcio, aunque son antagonistas si se encuentran en cantidades excesivas. Evita la formación de cálculos de oxalato cálcico en los riñones.

Es uno de los elementos más importantes en la transmutación biológica Mg-Ca para el ser humano y la formación de conchas y exoesqueletos para animales marinos.

Síntomas de su deficiencia:

Calambres, temblores, desorientación, nerviosismo, pérdida del apetito, poca coordinación, ocasionalmente convulsiones (preclampsia y eclampsia) arritmias cardíacas, enfermedades degenerativas, descalcificación.

Considerar su suplementación:

Calambres, embarazo, preclampsia, alcoholismo, hipercolesterolemia, depresión, estrés, cálculos renales, nerviosismo, hiperplasia prostática, acidez estomacal, colitis, sobrepeso, mala nutrición proteíca, artritis, artrosis y osteoporosis.

Síndrome de fatiga crónica, síndrome premenstrual. Enfermedades autoinmunes y Cáncer.

En algunos casos la angina de pecho puede deberse a una deficiencia crónica de Mg.

Protección contra enfermedades cardíacas (arritmias y preventivo luego de un infarto).

Magnesio: Mineral indispensable

Es sorprendente que 20 a 25 g de un mineral puedan controlar todo el cuerpo. El Magnesio tiene este poder debido a las funciones vitales en las cuales participa.

Cada célula en el cuerpo necesita su aporte de este mineral para llevar a cabo los procesos químicos (metabolismo) que los mantiene vivos.

También juega un papel importante en la síntesis de las proteínas que se necesitan para la regeneración celular, ya que el Magnesio es esencial para el sistema energético del cuerpo y ningún músculo podría funcionar sin él, esto significa que el corazón, los vasos sanguíneos, los pulmones y el tracto digestivo dejarían de moverse si no se tuviera reserva de este mineral, es también vitalmente importante en el sistema nervioso; además el Magnesio está comprometido en la producción y funciones de una gran cantidad de otros nutrientes. Trabaja junto con muchas enzimas y hormonas, si no se obtiene suficiente Magnesio en la dieta, billones de procesos químicos en el engranaje metabólico se bloquearían, una persona no podría ni siquiera pararse sin el Magnesio debido a que los huesos no serían duros sin él.

Cerca del 70 % del Magnesio está en los huesos junto con otra buena parte del Fósforo y la mayor parte del Calcio; en efecto el Magnesio es considerado el compañero del Calcio, el otro 30 % está en el torrente sanguíneo y los tejidos. Especialmente las células nerviosas comprenden aproximadamente el 0,05% del peso corporal, y cada día se necesita reemplazar lo que se pierde en la orina, la cantidad que los riñones excretan varía entre 100 y 300 mg diariamente.

El Magnesio no puede funcionar apropiadamente si no se ingiere junto con vitaminas B6, C, A y D.

Una cosa muy importante que recordar es que, la deficiencia de Magnesio es muy difícil de detectar ya que pruebas en sangre y líquido encefaloraquídeo, se mantienen normales aún si no se ingiere suficiente Magnesio debido a que los propios huesos sacrifican sus reservas para mantener estos fluidos con niveles adecuados de Mg, solamente después de que se ha perdido más del 50 % del Magnesio se tiene una enfermedad seria. La única prueba rápida que se puede hacer es un uroanálisis sanguíneo, que consiste en una inyección de Magnesio, si no se tiene deficiencia se excreta cerca del 90% de la cantidad inyectada, caso contrario el cuerpo está necesitando con urgencia el elemento por tanto lo asimilará rápidamente.

Un aporte adecuado de Magnesio en la OligoTerapia o infusión de minerales y Oligoelementos, permitirá al organismo su asimilación inmediata, o su excreción si no lo está necesitando.

Deficiencias de Magnesio en el cuerpo

Una de las mayores causas de deficiencia de Magnesio, además de su ausencia en alimentos, es el alcohol, el número de alcohólicos es tan grande que sobrepasa la cantidad de drogadictos que se reportan. Cuando se adicionan a este grupo, las personas que consumen diuréticos por medicación o por no querer retener líquido (para mantenerse en bajo peso), las que beben café, té y refrescos de Colas en exceso, que también sufren pérdidas del elemento, realmente quedan muy pocas personas sin este problema en las sociedades industrializadas.

Cualquier forma de estrés elevará el metabolismo corporal, aumentando la velocidad en la cual las reacciones químicas se llevan a cabo; esto origina que se usen mucho las reservas de Magnesio en estas operaciones químicas para perderse luego en la orina; problemas en la vida emocional, la sobrecarga de trabajo, un accidente o cirugía, la inmovilización o una enfermedad crónica pueden todas causar estrés y muy pocos de nosotros vive mucho tiempo sin alguno de estos problemas.

Una persona que hace deporte constante y fuerte o tiene un trabajo que produce mucha sudoración puede perder grandes cantidades de Magnesio a través de la piel. La diarrea y el vómito, por supuesto, también origina las pérdidas de lo que ha ingerido antes de que tenga la oportunidad de absorberlo.

Hay enfermedades específicas que son particularmente responsables de la deficiencia de Magnesio.

La nefritis (inflamación del tejido Renal) origina grandes pérdidas de este mineral, las enfermedades de las glándulas tiroideas, paratiroideas y adrenales también tiene efecto adverso sobre los niveles de Magnesio, las enfermedades como la artritis originan un drenaje de las reservas de este mineral importante debido a que la aspirina y la cortisona utilizadas para tratar los síntomas, hacen que se pierda en la orina, lo mismo se aplica para todas las enfermedades que son tratadas con diuréticos como se dijo previamente.

El Magnesio y sus relaciones en el cuerpo

El Magnesio también tiene funciones vitales con respecto a las vitaminas en el cuerpo. Trabaja junto con la vitamina D en el manejo del Calcio corporal, también juega un papel en las síntesis de las vitaminas del complejo B: tiamina y ácido fólico; la vitamina B6, tal vez la más activa de las vitaminas B, no puede funcionar sin el Magnesio, sin embargo, este mineral es también esencial para la propia utilización de las vitaminas B, C y D, si se está tomando muchas vitaminas y no se siente que ellas están haciendo efecto puede deberse a falta de Magnesio[12].

No solamente la vitamina B6 es dependiente del Magnesio, sino todas las enzimas que contienen vitamina B6 también. Lo mismo ocurre con las enzimas que contienen vitamina B, inositol y ácido pantoténico;

similarmente el oxalato y el fluoruro inhiben la acción de las enzimas dependientes del Magnesio ya que ellas previenen la absorción de este mineral en el tracto digestivo y todas las células del cuerpo necesitan Magnesio para ayudar a que las enzimas digieran y utilicen los alimentos que comemos, por esta razón hay más Magnesio que cualquier otro mineral excepto Potasio dentro de las células.

Muchas de las hormonas también tienen interrelaciones con el Magnesio, las glándulas adrenales producen una hormona importante llamada aldosterona que regula las cantidades de Magnesio y otros minerales que los riñones excretan para mantener los balances de minerales. El Magnesio es necesario para la síntesis de aldosterona y todas las otras hormonas producidas en la corteza suprarrenal, ellas son todas hechas de colesterol y el Magnesio se necesita en cuatro de los pasos de la cadena Química de reacciones para producir colesterol. Con la misma ficha las hormonas sexuales no pueden ser producidas sin el Magnesio ya que ellas también están hechas de colesterol, además el Magnesio actúa como una coenzima en las glándulas suprarrenales, los testículos y los ovarios la cual cataliza las formaciones de estas hormonas. Cualquiera que tenga un problema de menstruación irregular o esterilidad le haría bien tomar Magnesio extra.

Si tiene artritis reumatoidea, se debe estar familiarizado con las más famosas de las hormonas esteroideas, la cortisona. También se debe haber tenido la experiencia desafortunada de sus efectos secundarios destructivos. Se puede llevar a las glándulas suprarrenales nuevamente a un estado de salud y proveer al cuerpo con suficiente Magnesio y otros nutrientes que se necesitan para la producción de cortisona. El cuerpo será nuevamente capaz de sintetizar las cantidades apropiadas que se necesitan en cada momento y éstas no son tóxicas.

Otra hormona que controla la velocidad de absorción del Magnesio y a su vez es dependiente del Magnesio para su síntesis es la producida por las glándulas paratiroideas, la paratohormona, si no se obtiene suficiente Magnesio, entonces la vitamina D en el sistema no puede trabajar y esto origina una mala función de la glándula paratiroides; esto podría ser de especial interés para las personas que se le estén cayendo el cabello y las uñas se le quiebran fácilmente. Una deficiencia de Magnesio que disminuye la producción de paratohormona puede originar estos problemas.

Nada en el cuerpo podría trabajar sin Magnesio ya que es esencial en muchos de los procesos químicos que producen energía, en primer lugar ayuda a mantener los suplementos de reservas de energía ya que juega un papel importante en el almacenamiento de azúcar extra en el hígado y, en un paso más adelante, es responsable por la misma utilización de azúcar. Las plantas no pueden sintetizar carbohidratos sin la clorofila y los carbohidratos de las plantas son las fuentes de glucosa inmediata. El Magnesio es una parte integral de la molécula de clorofila, así como el hierro lo es de la hemoglobina[13, 14].

Datos del Silicio (Si)

Clave del elemento: Más fuerte que el acero

El Silicio es muy similar al Carbono, y se ha elucubrado la existencia de vida, membranas celulares, con base al Silicio, bajo otras condiciones de gravedad, pero en presencia del solvente universal, agua.

Requerimiento diario:

De 5 a 30 mg de origen vegetal.

En suplementos se recomienda sólo Silicio orgánico ya que Si inorgánico produce un efecto descalcificante[2].

Antagonistas:

Ca vía oral, Mo, Mn, alimentos refinados, chocolate en exceso y azúcar refinada.

Alimentos que lo contienen:

Cola de caballo (Equisetum), perejil, zanahoria, apio, pectina de manzana, acelgas, granos enteros.

Funciones:

Calcificación de huesos y solidificación de fracturas, elasticidad de tendones, músculos y tejido conectivo. Participa en el metabolismo del Calcio y Fósforo de los huesos junto con la vitamina A y D.

Síntomas de su deficiencia:

Descalcificación, osteoporosis, tendonitis, enfermedades degenerativas, fragilidad ósea y de ligamentos, detención del crecimiento en niños.

Considerar su suplementación:

Trastornos en la osteogénesis (fracturas que tardan en solidificarse), osteoporosis, enfermedades degenerativas, alergias.

NOTA: No es conveniente el Silicio inorgánico vía oral, solo el proveniente de vegetales (orgánico) [5].

Observaciones:

No confundir el silicón con el Silicio, el silicón es un polímero de Silicio, Hidrógeno, Oxígeno y Carbono, el cual puede ser forma líquida, gel o sólido, muy similar a lo que sucede con compuestos de Carbono, que pueden ser polímeros de Carbono e Hidrógeno, y pueden ser lubricantes, geles, líquidos o sólidos.

Muchas traducciones erróneas traducen al "Silicon Valley" como valle del Silicón, cuando debería ser el valle del Silicio, ya que "silicon" es la palabra en Inglés para Silicio. Y el Silicón es un compuesto químico que tiene en su estructura Silicio, pero que es muy diferente.

El Sílice es un mineral y tampoco es correcto traducir "silicon" a Sílice, ya que a diferencia del Silicio el sílice es óxido de Silicio y es el principal componente de la arena, el vidrio y el cuarzo.

El Silicio en la naturaleza es uno de los elementos más abundante de la tierra, es el que compone en su mayoría a los granos de arena de playa, es el principal componente del vidrio, y por tanto de la fibra de vidrio, base de estructuras rígidas y livianas como los cascos de botes y lanchas, incluso algunos automóviles de competencia. Es componente del Teflón, material antiadherente de utensilios de cocina, y de equipos de laboratorio por su alta resistencia a la temperatura, igual que las siliconas de amplias aplicaciones médicas por ser inertes. El Silicio también forma parte del cuarzo, el conocido cristal de roca y de micro componentes electrónicos, por ser un material semiconductor.

Silicio en el cuerpo

Evidencias científicas indican que el Silicio debe tener alguna función importante en la calcificación ya que se ha encontrado alta concentración de Si en la zona de fractura en comparación con los alrededores[15].

Algunas partes del cuerpo Humano, como el tendón de Aquiles, poseen una mayor resistencia que cualquier metal o aleación desarrollada por el hombre en comparación a su peso. Esta resistencia y bajo peso se deben, entre otros elementos, al Silicio que está involucrado en el tejido conectivo, ligamentos, tendones y huesos[16].

Hay fuerte evidencia que dice que el Silicio es un nutriente esencial. Signos de deficiencia de Silicio en gallinas y ratas demuestran un metabolismo anormal de los tejidos y los huesos. Pollitos privados de Silicio muestran anormalidades en el cráneo y los huesos largos, poco contenido de cartílago articular, y poco colágeno.

El Silicio es esencial para otros organismos inferiores (esponjas, diatomeas), en el cual el Silicio juega un papel estructural. En los animales el Silicio es encontrado constantemente en el colágeno y en los glucosaminoglicanos, pero la naturaleza Química que los une no ha sido claramente definida[17, 18].

Hay compuestos de Silicio que son aditivos de los alimentos que funcionan como agentes antiespumantes y emulsificantes.

Postular requerimientos de Silicio es difícil porque la data disponible es limitada. Ratas alimentadas con 35 mg Silicio/Kg., con metasilicato de Sodio, previnieron signos de deficiencia de Silicio a diferencia de las ratas alimentadas con dietas deficitarias de 10 mg Silicio/Kg[19].

Debido a que el Silicio tiene diversos grados de asimilación, dependiendo de su origen, se estima que en definitiva lo que el cuerpo humano debe disponer ya asimilado está entre 5 a 7 mg diario. Algunos trabajos sin la consideración anterior recomiendan para atletas entre 30 a 35 mg/d[20].

Un rango más amplio, debido a esta dificultad de estimar la asimilación de Silicio está entre 20 a 50 mg[21].

Importancia de Potasio y Sodio

En la Química integral de la vida, estos dos elementos están relacionados estrechamente. Su transmutación desde el Sodio en determinadas condiciones consume Oxígeno, disminuye la temperatura y se transmuta a Potasio[2].

Lo que explica fácilmente la bomba Sodio Potasio. Y un estímulo a esta bomba a la Ca-Mg estimula la "aparición" dentro de la célula de mayor cantidad de K y Mg.

Ambos procesos de transmutación, Na → K y Mg → Ca, al parecer son reversibles, también pueden presentarse en direcciones inversas en determinadas condiciones.

Datos del Sodio (Na)

Claves: Junto a Na: Directores de orquesta de la célula

Requerimiento diario:

Según la OMS, 31 de enero, 2013 — Los adultos deberían consumir no más de 2.000 miligramos de Sodio, o 5 gramos de sal, y al menos 3.510 miligramos de Potasio por día, indica la nueva guía de la Organización

Mundial de la Salud (OMS) sobre el consumo de sal y Potasio en la dieta.

La OMS señaló que una persona con niveles altos de Sodio y bajos en Potasio tiene más riesgo de sufrir hipertensión, lo que aumenta las posibilidades de ataques cardíacos y accidentes cerebrovasculares.

La transmutación de K-Na es muy activa, se cree que está regida por la aldosterona.

Excesos de Sodio pueden deberse en la mayoría a problemas en la producción, cantidad y calidad de la hormona aldosterona, que se cree regula la transmutación a K, en la célula (bomba Na-K).

Datos del Potasio (K)

Nutrientes relacionados:

Vitamina B6, Na, Mg.

Antagonistas al K:

Alcohol, café, cortisona, diuréticos, laxantes, azúcar refinada, estrés, deficiencia de Magnesio.

Alimentos que lo contienen:

Las plantas en general son ricas en K y los animales en Na. Frutas secas, duraznos, melocotones, plátanos (Cambures).

Funciones del K:

Principal electrolito intracelular, función cardíaca, contracción muscular, función renal, función del sistema nervioso y sistema digestivo. Evidencias circunstanciales indican que participa indirectamente en la regulación de la temperatura corporal[5, 6, 29].

Considerar su suplementación K:

Trastornos cardiovasculares, en especial durante el uso de diuréticos. Alcoholismo, alergias, cólicos en los niños, trastornos del ritmo cardíaco, post-infarto, tratamientos del cáncer, y en todas las terapias de metales (OligoTerapia) para permitir la entrada de los Oligoelementos a la célula[3].

Considerar suplementación de Magnesio por su estrecha relación con el Potasio.

Observaciones:

Las Transmutaciones Biológicas pueden dar una explicación de los misterios que encierra la bomba Sodio y Potasio, así como la regulación de la temperatura corporal con la ayuda de la Transmutación

Sodio + Oxígeno +"calor" → Potasio

para formar Potasio, es decir se disminuye la temperatura corporal al lograse la transmutación de Sodio a Potasio. Se excreta más Potasio en lugares calurosos, cuando hay fiebre alta, etc.[22, 23, 24].

Datos del Fósforo (P)

Clave del elemento: Energía vital

Requerimiento diario:

800 - 1000 mg

El P se encuentra en el organismo como fosfatos. El exceso puede deberse a falta de Ca, azúcares y carnes rojas en la dieta.

Nutrientes relacionados:

Vitaminas A y D. Ca, Fe, Mn.

Antagonistas:

Antiácidos, Al, Fe y leche de magnesia, ingesta de exceso de azúcares y sal no requerida por el organismo.

Alimentos que lo contienen:

Huevos, pescado, granos, carnes, queso amarillo, leche y yogurt.

Funciones:

Interviene en la formación de huesos y dientes. (Junto con Mg, Ca, Si y Cu), respiración y crecimiento celular, producción de energía ADP y ATP, contracción muscular, función renal.

Considerar su suplementación:

Artritis, detención del crecimiento en niños, estrés, adelgazamiento repentino, sobrepeso, tónico para deportistas.

El fósforo en las funciones vitales

El fósforo tiene más tareas en el metabolismo que cualquier otro mineral; primero que todo, cada célula en el cuerpo necesita el ATP que contiene fósforo y por tanto fosfato, para poner en funcionamiento las incontables reacciones químicas que nos mantienen vivos. Cuando las células absorben las partículas de alimentos de los líquidos corporales, ellos se degradan en partículas aún menores, en muchas cadenas ordenadas de reacciones químicas, el orden y la velocidad de estas reacciones son controladas por enzimas y hormonas, y la mayoría de ellas están disparadas por el ATP.

Las células no pueden quemar la energía a partir de los alimentos que necesitan ser transformados por reacciones químicas, esta es la razón del por qué el cuerpo tiene las reacciones en cadena controladas para el uso gradual de los combustibles de la célula; en varios de estos estados la energía es recapturada en enlaces formados por los fosfatos para crear ATP. Este es como el dinero en los bancos, se puede ahorrar hasta que se necesita romper los bonos para liberar energía y se puede gastar para iniciar una reacción Química, pero mientras tanto se debe hacer más para levantar o incrementar la cuenta bancaria.

Ya que las células usan combustible constantemente y no solamente después de que se ha ingerido un alimento, ellas necesitan algunos me- dios para almacenarlo, aquí también el fósforo es usado para transformar el azúcar sanguíneo en un carbohidrato de almacenamiento llamado glucógeno y luego convertirlo de nuevo en glucosa cuando las células estén listas para quemarlo. Esto es especialmente importante para las células musculares porque ellas necesitan tanta energía para su con- tracción, que los almacenamientos de glucosa no serían suficientes, especialmente el músculo cardíaco, por lo tanto las células musculares almacenan glucógeno y cuando ellas tienen que contraerse usan el fósforo para transformarlo rápidamente a glucosa y ATP, para iniciar las reacciones químicas que lo convierten en energía[25].

Para que los músculos sepan cómo y cuándo contraerse, necesitan señales electroquímicas provenientes de los nervios y el cerebro. Las células nerviosas están todas protegidas por una cubierta llamada mielina, la cual está hecha parcialmente de fosfolípidos; sin esta capa, los impulsos nerviosos no podrían viajar lo suficientemente rápido a lo largo de los nervios y no llegarían a su destino de ninguna forma, es por esta razón que hay tal cantidad de lecitina, el fosfolípido más importante en el cerebro.

Una vez que los alimentos desintegrados han entrado al torrente sanguíneo se necesita el fósforo para mantener el apropiado pH sanguíneo, el de los líquidos que rodean las células y el de la orina; pueden aparecer fácilmente cálculos renales si la orina es muy ácida.

El fósforo es especialmente importante para el sistema circulatorio al transportar las grasas y evitar que formen peligrosos depósitos que bloquean los vasos sanguíneos. La lecitina reacciona con todos las otras sustancias grasas en la sangre, incluyendo el colesterol y evita que se emulsifiquen en partículas que no pueden conglomerarse antes de que sean absorbidas por las células. Además la lecitina y otros fosfolípidos se combinan con proteínas para formar vehículos de transporte para la grasa en la sangre, son las llamadas lipoproteínas y llevan no solamente los varios compuestos grasos tales como ácidos grasos, colesterol y triglicéridos, sino también las hormonas y vitaminas liposolubles (éstas son las hormonas sexuales y de la corteza suprarrenal, sintetizadas a partir del colesterol y las vitaminas A, D, E y K).

Una vez que la deficiencia se vuelve seria se corre el riesgo de tener fracturas óseas, en los niños la deficiencia puede ser aún más seria originando desarrollo imperfecto de los huesos, los dientes y retardando el crecimiento; se podrá experimentar severa debilidad muscular aun hasta el punto de que la respiración se detenga; una deficiencia de fósforo es también una de las múltiples causas de anemia y de resistencia disminuida a las infecciones[26, 27].

Capítulo 6

Mecanismos relacionados con el control del Calcio

Las Transmutaciones Biológicas, dependen de un funcionamiento metabólico óptimo.

Tres mecanismos están encargados principalmente de la regulación del metabolismo del Calcio.

Calcitonina, PTH y Vitamina D

1- HPT o PTH

La **hormona paratiroidea (HPT) o paratohormona (PTH)**, es un polipéptido lineal, su estructura es muy semejante a la bovina y porcina y es secretada por las paratiroides. El cuerpo las utiliza para liberar Calcio del hueso. La paratiroides monitoriza constantemente los niveles de Calcio y regulariza su movilización produciendo más o menos HPT. Además de elevar el Ca^{2+} y disminuir la concentración de fosfato en el plasma, la hormona paratiroidea incrementa la excreción de fosfato en la orina.

2- Calcitonina

La **calcitonina,** una hormona que hace bajar los niveles de Calcio en el cuerpo, es secretada por células de la glándula tiroides. Estimula la eliminación de Ca^{++} y Mg^{++} por el riñón. Inhibe la resorción ósea.

Las tres hormonas actúan concertadamente manteniendo la constancia de la concentración de Ca^{++} en los líquidos corporales.

1- Vitamina D

La vitamina D es una hormona liposoluble que regula la homeostasis del Calcio, el Magnesio y el Fosfato, y desempeña un papel fundamental como mediador antiproliferativo e inmunomodulador.

A pesar de la síntesis endógena, es posible complementar la vitamina D en la dieta: en particular, la vitamina D3 (colecalciferol) se encuentra principalmente en la grasa de pescado de mar y aceite de hígado de bacalao, mientras que D2 (ergocalciferol) en plantas y setas (hongos comestibles) [4, 9, 10, 11, 28].

La vitamina D3, la cual también es llamada colecalciferol, es producida en la piel de los mamíferos a partir del 7-dehidrocolesterol por la acción de los rayos solares.

En el hígado la vitamina D3 es convertida a 25-hidroxicolecalciferol, y en los túbulos proximales es convertido en un metabolito más activo, 1,25-hidroxicolecalciferol o calcitrol, este también se forma en la placenta, los queratinocitos de la piel y en los macrófagos. Además de aumentar la absorción de Ca^{2+} desde el intestino, el 1,25-hidroxicolecalciferol facilita la reabsorción del Calcio en los riñones.

Estas acciones demuestran el papel crítico de la vitamina D en la regulación de la homeostasis esquelética[29].

Los bajos niveles séricos de 25-hidroxivitamina D se han asociado con un amplio espectro de enfermedades, lo que ha provocado un gran aumento en la prescripción de vitamina D en la población en los últimos años. Paralelamente, se ha observado una mayor frecuencia de episodios de cálculos renales en estudios prospectivos que evalúan la vitamina D sola o en asociación con suplementos de Calcio. Además, se ha demostrado que la excreción urinaria de Calcio aumenta en respuesta a los suplementos de vitamina D, al menos en algunos grupos de formadores de cálculos renales. Parece probable que las personas predispuestas puedan desarrollar hipercalciuria y cálculos renales como consecuencia del aporte de los suplementos de vitamina D[30].

En los deportistas se ha estudiado ampliamente la Vimana D y la salud ósea, pero hay relacione étnicas, los atletas de descendencia africana pueden mantener bajos niveles de la vitamina D, que serían insuficientes para un atleta caucásico[31].

La Hormona Vitamina D, en resumen: La más importante en la calcificación, motivo de este libro.

La función principal de la vitamina D es facilitar la absorción del Calcio a nivel intestinal. Sin suficiente vitamina D, no podemos producir cantidades suficientes de la hormona calcitriol (conocida como la "vitamina D activa"), lo que causa que no se absorba suficiente Calcio y otros minerales de los alimentos. Cuando esto ocurre, el cuerpo se ve obligado a movilizar las reservas de Calcio depositadas en el esqueleto, lo que debilita el hueso existente e impide la formación nuevo hueso.

Se puede obtener vitamina D de tres formas: a través de la piel, con la ingestión de ciertos alimentos y por medio de suplementos.
1- La síntesis de vitamina D en la piel es la fuente más importante de vitamina D y depende de la intensidad de la radiación ultravioleta y está sujeta a la raza de la persona, un escandinavo tolera mejor la deficiencia de síntesis de Vitamina D que un africano[5, 11,13].
2- Los expertos recomiendan un consumo diario de 600 Unidades Internacionales (UI) de vitamina D para personas hasta los 70 años

de edad. Hombres y mujeres mayores de 70 años de edad deben aumentar su consumo diario de vitamina D a 800 UI.

Los alimentos ricos en vitamina D son las yemas de huevo, el pescado de agua salada, el hígado y la leche enriquecida[4]. Al ser una vitamina liposoluble, es necesario considerar la ingesta de grasas para su transporte y asimilación.

La amplia experiencia clínica y algunos ensayos controlados aleatorios indican que la ingesta diaria de 400 UI de vitamina D3 es suficiente para prevenir el raquitismo en los niños[32]. Sin descuidar la actividad física en los niños.

En los adultos, la osteomalacia clínica relacionada con la vitamina D generalmente se encuentra en individuos con poca exposición solar o en pacientes con absorción intestinal de vitamina D como parte de la malabsorción de grasa intestinal, como después de una cirugía bariátrica o con enfermedad inflamatoria intestinal[33].

Algunos expertos recomiendan dosis de 4.000 UI o más en caso de deficiencia[34].

La vitamina D ha revelado actuar en otros ámbitos, tales como la inhibición de la progresión del cáncer, los efectos sobre el sistema cardiovascular y los efectos inmunomoduladores. Algunos de los hallazgos en experimentos con ratones también se han observado en humanos. La identificación de vías similares en humanos podría conducir al desarrollo de nuevas terapias para prevenir y tratar enfermedades[35]

Algunas observaciones relevantes

a) La cortisona actúa aumentando la excreción de Potasio, y también disminuye la concentración de Calcio dentro del suero circulante.
b) Los esteroides modifican el equilibrio Na/K.
c) La excreción de Potasio es el resultado de su aumento con el calor del ambiente o del cuerpo en ejercicio o debido a fiebre, y por ende aumenta la necesidad de Sodio.
d) En la formación de tejido óseo y de ligamentos, es importante considerar el Magnesio, el Silicio y el Potasio.

e) El Cobre y el Zinc están relacionados. En una Química integral de la vida, estos dos elementos pueden ser considerados como vinculados [5, 36].

Capítulo 7

Protocolo Para Mantener Huesos Sanos

Hemos visto que no necesitamos tanto Calcio como nos recomiendan, más bien un suministro adecuado de otros elementos y vitaminas.

Cuando somos niños, nuestra capacidad de asimilar el Calcio es óptima, pero a medida que envejecemos al parecer las vías de asimilación de Calcio no son tan eficientes, nuestro metabolismo cambia y el cuerpo compensa con la asimilación de Minerales Transmutables hacia Calcio, principalmente el Magnesio y luego Silicio y Potasio.

La Vitamina D es importante, sobretodo su suplementación oral en alimentos que la contienen.

Es importante el consumo de grasas, ya que las vitaminas A, E y D son liposolubles, por lo que una dieta de restricción grasa además de no saciar el apetito, puede llevarnos a deficiencias vitamínicas.

No hay que desestimar la pérdida de capacidad del riñón y sistemas hormonales para mantener las concentraciones de electrolitos y elementos como el Calcio en el cuerpo. La edad es inexorable, pero nuestras condiciones generales deben ser óptimas para una correcta utilización de minerales y vitaminas, cuando consideramos el envejecimiento como la causa de la desmejora ósea.

Además de elementos transmutables a Calcio, debemos apoyarnos con todas las herramientas "usar todo los recursos para mantenerse en la pelea", las cuales podemos enumerar a continuación:

1- Ejercicio

   Una combinación de anaeróbico y aeróbico. Los ejercicios con pesas son muy importantes en la conservación de la actividad hormonal. Alternar un día pesas y otro caminata o carrera o, si dispone de tiempo, ambas actividades el mismo día.

2- Actividad intelectual

    a. Mantener activo el intelecto mantendrá alerta al todo el sistema nervioso. Crucigramas, ajedrez, juegos de mesa, de memoria, cuentos a los nietos, vida social activa deben ser considerados en nuestro plan de "mantener la pelea".

    b. Somos individuos de manada, por tanto la vida social es muy importante, reuniones de grupo, teatro, conciertos, son parte de "participar de la manada"; no es necesario ser "el alma de la fiesta " para disfrutar de los beneficios que aporta la vida social.

3- Dieta, sin restricción de grasas

Cada zona del planeta tiene sus alimentos autóctonos. La publicidad de los países más generadores de contenidos, nos lleva a consumir los productos de ellos y no los autóctonos. Si tenemos el ingreso económico de disfrutar un aceite de oliva extra-virgen, pues bienvenido, pero si no, podemos optar por los aceites de similar beneficio pero de nuestra zona por ejemplo:

    i. Países tropicales: Aceite de Aguacate (Palta), aceite de Coco.

    ii. Países con cuatro estaciones: Aceite de Oliva, aceite de almendras.

4- Determinar intolerancias y evitarlas.

    a. Buscar las intolerancias y tratarlas (con sistemas electromagnéticos de borrado de engramas como la Biorresonancia) o evitar su consumo, mientras se consigue un tratamiento adecuado.

    b. Las intolerancias hacen que nuestra respuestas fisiológicas, como la formación de moco, las digestión acelerada o muy lenta, impida la asimilación de otros nutrientes. Por tanto hay que revertirlas, no sólo acallar los síntomas de no poderlas eliminar .

    c. Una manera de determinar si hay alguna intolerancia alimentaria es hacer una limpieza de sospecha. Durante 4 días evite todo los alimentos que tengan, por ejemplo trigo y trigo oculto, como jugos espesos, donde usan espesante relacionados con trigo, o por ejemplo si es leche, todos los lácteos, yogurt, quesos, tortas, margarina (esta última puede contener solidos graos de leche), incluso algunas salsas. Luego de esos 4 días tome una pequeña porción del alérgeno, es decir del trigo o la leche, en forma de una galleta o un poco de café con leche por ejemplo y observe si en su cuerpo hay alguna reacción, como dolor de cabeza, sinusitis repentina, dolor abdominal, malestar, fatiga. De no presentarse no hay intolerancia y puede disfrutar de esos alimentos y sus derivados. De manifestarse algún síntoma, cuidado algunos pueden ser severos, busque el tratamiento adecuado, mientras lo consigue evite ese alimento. Las más frecuentes son el trigo y la leche.

   i. Muy común es la intolerancia a los cereales.
   ii. Más extendida es la intolerancia a lo lácteos, Y no es la deficiencia de lactosa que lleva a una digestión incompleta de este producto, sino intolerancia por debilitamiento general, rinitis, sinusitis y otros trastornos.
   iii. Eliminación de parásitos intestinales, para ello hay diverso métodos muy efectivos, desde medicamentos o el uso de Clorito Sódico (MMS). Generalmente elimina ciertas intolerancias. La combinación con Biorresonancia y detoxifcación es muy recomendable.

5- Mantener niveles adecuados a través de Magnesio oral, el cual es muy difícil suplir en la alimentación.
   a. Suplementos de Magnesio. Las opciones:
      i. Citrato de Magnesio. Aconsejable cuando hay problemas de acidez. Adecuado
      ii. Cloruro de Magnesio. Adecuado

iii. Sulfato de Magnesio (sal de Higuera). Dosis muy altas pueden ocasionar diarrea. Adecuado
iv. Magnesio quelatado. Es más costoso que los anteriores. Adecuado
v. Calcio-Magnesio (minerales como Dolomite). Por la competencia a nivel de la asimilación entre en Calcio y el Magnesio. No adecuado.

La recomendación de suplementación diaria es de 50 a 200 mg de Magnesio elemental (a veces viene reportado el peso de la sal, por ejemplo 500mg de Oxido de Magnesio, y no de Magnesio solo)

6- Alimentos ricos en otros Oligoelementos, nueces, frutos secos, etc.
   a. Países tropicales. Nueces nativas: Coco, Nuez de Brasil, Kaju o Merey.
   b. Países Con cuatro estaciones: Avellanas, Nueces, almendras, castañas.

7- Complementos alimenticios, identificados como Nutracéuticos por la FDA.
   a. Buteína, cardamonina, coronarina-D, curcumina, diosgenina, embelina, ácido gambógico, genisteína, plumbagina, quercetina, reseveratrol, zerumbona

Los Nutraceuticos

La pérdida de masa ósea u osteoporosis es una enfermedad de progresión lenta que resulta de la desregulación de las citocinas proinflamatorias. La FDA ha aprobado varios medicamentos para la prevención de la pérdida ósea, sin embargo, todos son costosos y tienen múltiples efectos secundarios. Los nutracéuticos identificados a partir de agentes dietéticos como buteína, cardamonina, coronarina-D, curcumina, diosgenina, embelina, ácido gambógico, genisteína, plumbagina, quercetina, reseveratrol, zerumbona y más, pueden modular las vías de señalización celular y revertir/frenar la osteoporosis. La mayoría de estos nutracéuticos son baratos; no muestran ningún efecto secundario mientras y poseen propiedades moduladoras de la inflamación.

Los puntos del "Protocolo para mantener Hueso sanos" del 3 al 6 pueden darnos estos nutracéuticos (excepto las propiedades de la raíz de la Cúrcuma).

Estos productos nombrados, se consiguen en tiendas naturistas como complementos alimenticios y son un apoyo si la Osteoporosis es avanzada para que se pueda minimizar la pérdida ósea[37], [38].

Ejercicio, Actividad Intelectual, dieta (de alimentos que toleramos) con nutrientes minerales transmutables a Calcio junto con complemento alimenticios son la clave para huesos sanos y una vida larga y plena.
Suerte y éxito en su buena salud.

Bibliografía

1. (V. 1994) **Revelant V**. Una teoría del funcionamiento, en seres vivos, de las sustancias diluidas homeopáticamente. Gac. homeop. Caracas; 2(2):60-3, 1994
2. IUPAC. International Union of Pure and Applied Chemistry. www.iupac.org
3. Jia-Guo Zhao, MD; Xian-ie Zeng, MD; Jia Wang, MD; et al. Association Between Calcium or Vitamin D Supplementation and Fracture Incidence in Community-Dwelling Older Adults. A Systematic Review and Meta-analysis. JAMA. 2017;318(24):2466-2482. doi:10.1001/jama. 2017.19344
4. Henry Pazos, Vinicio Revelant. Sexta edición Fundación SITA. Caracas. 2014. ISBN 980-07-3954-8.
5. Holleman Wieber. Lehrbuh der Anorganischen Chemie... Edición 100 Editorial deGruyter, Berlin 1985. ISBN 3-11-007511-3
6. Martin G, Jamin E., González J, Remaud G., Hanote V., Stöber P., Naulet N. (1997). Improvement of the detection level of added sugar with combined isotopic and chemical analyses. Fruit Processing 9/97, p 344-348.
7. Kervran C. L. Las Transmutaciones Biológicas y la Física Moderna, Editorial Sirio, S.A., Málaga, España.1982.
8. Dietary reference intakes for calcium and vitamin D. Washington, DC: The National Academies Press; 2011. Institute of Medicine.
9. Ana I. Rigueira García. Recomendaciones sobre suplementos de vitamina D y Calcio para las personas adultas en España. Rev Esp Salud Pública 2012; 86: 461-482
10. Fleet JC. The role of vitamin D in the endocrinology controlling calcium homeostasis. Mol Cell Endocrinol. 2017 Sep 15;453:36-45. doi: 10.1016/j.mce.2017.04.008. Epub 2017 Apr 9.
11. Michael C. Latham. Nutrición humana en el mundo en desarrollo. Organización de las Naciones Unidas para la Agricultura y la Alimentación. Colección FAO: Alimentación y nutrición N° 29. De las Naciones Unidas para la agricultura y la alimentación. Roma, 2002
12. Santini MG. 2009. Efecto de la mezcla comercial de minerales para uso intravenoso Metabas sobre el síntoma de fatiga. Acta Científica Venezolana. 60(1-2)28-35
13. Revelant V. Sandoval S. LaRoche A. Vergara D. (2014).
14. Cinar V. The effects of magnesium supplementation on thyroid hormones of sedentars and Tae-Kwon-Do sportsperson at resting and exhaustion. Neuro Endocrinol Lett. 28(5):708-12. 2007
15. Revelant V. 1990. Oligoelementos en la alimentación parenteral total. Acta Científica Venezolana. 41:171-176
16. Carlisle EM. 1982. The nutritional essentiality of silicon. Nutr. Rev. 40:193-198
17. Schwaarz K. 1973. A bound form of silicon in glycosaminoglycans and polyuronides. Proc. Nat. Acad. Sci. 70:1608-1612
18. Druyan M.E., Bass D., Puchry R., Urek K., Quig D., Harmon E., Marquardt W. 1998. Determination of references Ranges for Elements in Human Scal Hair. Biologicla Trace Elements Research. Vol.62. 183- 198

19. Bodgen J.D., Klevay L.M. 2000. Clinical Nutrition of the Essential Trace Elements and Minerals. Humana Pres Inc. New Jersey 07512
20. Nasolodin VV, Rusin VY, Vorob ev. 1987. Zinc and silicon metabolism in highly trained athletes under hard physical stress (in Russian). Vopr Pitan 4:37-39
21. Kelsay JL, Behall KM, Prather ES. 1979 Effects of fiber from fruits and vegetables on metabolic responses of human subjects. II. Calcium, magnesium, iron and silicon balances. AmJClin Nur 32:1876-1880
22. Venkataswamy Y. 1976.Potassium losses in sweat under heat stress. Aviat Space Environ Med. 47(5):503-4.
23. Mohammadifard N, Gotay C, Humphries KH, Ignaszewski A, Esmaillzadeh A, Sarrafzadegan N. Electrolyte minerals intake and cardiovascular health. Crit Rev Food Sci Nutr. 2018 Mar 15:1-39.
24. Malhotra MS, Sridharan K, Venkataswamy Y, Rai RM, Pichan G, Radhakrishnan U, Grover SK.1981. Effect of restricted potassium intake on its excretion and on physiological responses during heat stress. Eur J Appl Physiol Occup Physiol. 47(2):169-79
25. Horowitz M et al. 1985. The effect of calcium supplements on plasma alkaline phosphatase and urinary hydroxyproline in postmenopausal women. Hormone and Metabolic Research. 17:311
26. Dale G et al. 1987. Fitness, unfitness, and phosphate. Br. Med. J. 294:939 Demopoulus Hb, Pietronigro DD, Flamm Es, Seligman Ml. 1980. The posible role of free Radicals reactions in carcinogenesis. Journal of Environmental Pathology and toxicology 3: 273-303.
27. Berner YN and Shike M. 1988   Consequences of phosphate imbalance. Ann. Rev. Nutr. 8:121-148
28. Laganà AS, Vitale SG, Ban Frangež H, Vrtačnik-Bokal E, D'Anna R. Vitamin D in human reproduction: the more, the better? An evidence-based critical appraisal. Eur Rev Med Pharmacol Sci. 2017 Sep;21(18):4243-4251.
29. Goltzman D. Functions of vitamin D in bone. Histochem Cell Biol. 2018
30. Letavernier E, Daudon M. Vitamin D, Hypercalciuria and Kidney Stones. Nutrients. 2018 Mar 17;10(3).
31. Owens DJ, Allison R, Close GL. Vitamin D and the Athlete: Current Perspectives and New Challenges. Sports Med. 2018 Mar;48(Suppl 1):3-16.
32. Need AG, O'Loughlin PD, Morris HA, Coates PS, Horowitz M, Nordin BE. Vitamin D metabolites and calcium absorption in severe vitamin D deficiency. J Bone Miner Res 23: 1859–1863, 2008.
33. Schafer AL, Weaver CM, Black DM, Wheeler AL, Chang H, Szefc GV, Stewart L, Rogers SJ, Carter JT, Posselt AM, Shoback DM, Sellmeyer DE. Intestinal calcium absorption decreases dramatically after gastric bypass surgery despite optimization of vitamin D status. J Bone Miner Res. 30: 1377–1385, 2015.
34. Bikle DD.Vitamin D metabolism, mechanism of action, and clinical applications. Chem Biol. 2014 Mar 20;21(3):319-29. doi: 10.1016/j.chembiol.2013.12.016.
35. Christakos S, Dhawan P, Verstuyf A, Verlinden L, Carmeliet G. Vitamin D: Metabolism, Molecular Mechanism of Action, and Pleiotropic Effects. Physiol Rev. 2016 Jan;96(1):365-408.

36 Nishito Y, Kambe T. Absorption Mechanisms of Iron, Copper, and Zinc: An Overview. J Nutr Sci Vitaminol (Tokyo). 2018
37 Pandey MK, Gupta SC, Karelia D, Gilhooley PJ, Shakibaei M, Aggarwal BB. Dietary nutraceuticals as backbone for bone health. Biotechnol Adv. 2018 Mar 27. pii: S0734-9750(18)30065-X. doi: 10.1016/j.biotechadv.2018.03.014. [Epub ahead of print]
38 Kim BJ, Lee SH, Koh JM. Bone Health in Adrenal Disorders. Endocrinol Metab (Seoul). 2018 Mar;33(1):1-8. doi: 10.3803/EnM.2018.33.1.1.

www.ingramcontent.com/pod-product-compliance
Lightning Source LLC
Chambersburg PA
CBHW030050230526
45471CB00003B/1034